现代

影像诊断与鉴别诊断

主编 李文勤 韩秀香 王倩 马艳红

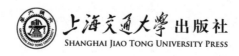

上海交通大学出版社
SHANGHAI JIAO TONG UNIVERSITY PRESS

内容提要

本书以医学影像基础为起点，以临床常见疾病的影像学表现为核心，以提高临床影像诊断与鉴别诊断水平为目的，介绍了临床常用影像技术及其在疾病诊断中的应用。本书融合了医学影像学的最新技术、进展和成果，可供各级医院广大影像科医师和技师阅读使用。

图书在版编目（CIP）数据

现代影像诊断与鉴别诊断 / 李文勤等主编. --上海：
上海交通大学出版社，2023.10
ISBN 978-7-313-27816-6

Ⅰ．①现… Ⅱ．①李… Ⅲ．①影像诊断 Ⅳ.
①R445

中国版本图书馆CIP数据核字（2022）第204184号

现代影像诊断与鉴别诊断

XIANDAI YINGXIANG ZHENDUAN YU JIANBIE ZHENDUAN

主　　编：李文勤　韩秀香　王　倩　马艳红
出版发行：上海交通大学出版社　　　　　地　　址：上海市番禺路951号
邮政编码：200030　　　　　　　　　　　电　　话：021-64071208
印　　制：广东虎彩云印刷有限公司
开　　本：710mm×1000mm 1/16　　　　 经　　销：全国新华书店
字　　数：204千字　　　　　　　　　　　印　　张：11.75
版　　次：2023年10月第1版　　　　　　　插　　页：2
书　　号：ISBN 978-7-313-27816-6　　　 印　　次：2023年10月第1次印刷
定　　价：158.00元

编委会

◎ **主 编**

李文勤 韩秀香 王 倩 马艳红

◎ **副主编**

徐亚运 陈 娜 黄 卫

◎ **编 委**（按姓氏笔画排序）

马艳红（山东省菏泽市传染病医院）

王 倩（山东省鱼台县人民医院）

刘 娜（河北省石家庄市第二医院）

李文勤（山东省泰安荣军医院）

陈 娜（山东省新泰市人民医院）

徐亚运（南京大学医学院附属鼓楼医院）

黄 卫（山东省滕州市工人医院）

韩秀香（山东省聊城市眼科医院）

主编简介 ——

◎李文勤

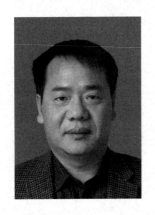

现就职于山东省泰安荣军医院医务科。兼任泰安市医学会放射专业委员会委员，医学影像学研究会常务理事，泰安市医学影像质控中心专家。擅长各种常见病、多发病及疑难病的影像诊断，尤其擅长神经、胸部及骨关节疾病的影像诊断。发表论文10篇，出版著作6部，获国家专利8项，承担科研课题1项。

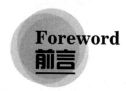

Foreword
前言

　　医学影像学是现代医学的重要分支,随着医学技术的不断发展,医学影像学也得到突飞猛进的进步,其在临床诊疗活动中起着举足轻重的作用。由于医学影像学既能够提供适时、三维、动态的大体影像解剖学信息,又能够反映疾病分子水平的功能和代谢状态,因此在辅助诊断、计划治疗和随访疗效方面占据重要地位。为让广大临床医务工作者充分了解现代医学影像学,合理利用各种影像诊疗手段,我们特组织具有丰富临床影像诊断经验的专家共同编写了《现代影像诊断与鉴别诊断》一书,旨在培养临床影像医师诊断思维。

　　本书的编写充分考虑了当前影像学发展趋势,具有较强的实用性和可操作性。本书以医学影像基础为起点,以临床常见疾病的影像学表现为核心,以提高临床影像诊断与鉴别诊断水平为目的,介绍了临床常用影像技术及其在疾病诊断中的应用。本书融合了医学影像学的最新技术、进展和成果,坚持实用和适用的原则,可供各级医院广大影像科医师和技师阅读使用,同时也可作为临床医师选择影像检查方法、学习疾病影像表现的参考书。

由于编者的水平和经验有限,书中不足之处在所难免,敬请读者批评指正,以便再版时修正和改进。

《现代影像诊断与鉴别诊断》编委会

2022 年 6 月

Contents
目录

X线成像基础

第一节　X线成像的基本原理

一、X线影像信息的传递

(一)摄影的基本概念

1.摄影

将光或其他能量携带的被照体的信息状态二维形式加以记录,并可表现为可见光学影像的技术。

2.影像

反映被照体信息的不同灰度(或光学密度)及色彩的二维分布形式。

3.信息信号

由载体表现出来的单位信息量。

4.成像过程

光或能量→信号→检测→图像形成。

5.成像系统

将载体表现出来的信息信号加以配制,就形成了表现信息的影像,此配制称为成像系统。即从成像能源到图像形成的设备配置。

(二)X线影像信息的形成与传递

1.X线影像信息的形成

由X线管焦点辐射出的X线穿过被照体时,受到被检体各组织的吸收和散射而衰减,使透过后X线强度的分布呈现差异;到达屏-片系统(或影像增强管的输入屏),转换成可见光强度的分布差异,并传递给胶片,形成银颗粒的空间分布,再经显影处理成为二维光学密度分布,形成光密度 X 线照片影像。

2.X 线影像信息的传递

如果把被照体作为信息源、X 线作为信息载体,那么,X 线诊断的过程就是一个信息传递与转换的过程。下面以增感屏-胶片体系作为接受介质,说明这一过程的 5 个阶段。

第一阶段:X 线对三维空间的被照体进行照射,形成载有被照体信息成分的强度不均匀分布。此阶段信息形成的质与量,取决于被照体因素(原子序数、密度、厚度)和射线因素(线质、线量、散射线)等。

第二阶段:将不均匀的 X 线强度分布,通过增感屏转换为二维的荧光强度分布,再传递给胶片形成银颗粒的分布(潜影形成);经显影加工处理成为二维光学密度的分布。此阶段的信息传递转换功能取决于荧光体特性、胶片特性及显影加工条件。此阶段是把不可见的 X 线信息影像转换成可见密度影像的中心环节。

第三阶段:借助观片灯,将密度分布转换成可见光的空间分布,然后投影到人的视网膜。此阶段信息的质量取决于观片灯的亮度、色温、视读观察环境及视力。

第四阶段:通过视网膜上明暗相间的图案,形成视觉的影像。

第五阶段:最后通过识别、判断做出评价或诊断。此阶段的信息传递取决于医师的资历、知识、经验、记忆和鉴别能力。

二、X 线照片影像的形成

X 线透过被照体时,由于被照体对 X 线的吸收、散射而减弱。含有人体密度信息的射线作用于屏-片系统,经加工处理后形成了密度不等的 X 线照片。

X 线照片影像的 5 大要素:密度、对比度、锐利度、颗粒度及失真度,前 4 项为构成照片影像的物理因素,后者为构成照片影像的几何因素。

(一)光学密度

1.透光率

透光率指照片上某处的透光程度。在数值上等于透过光线强度与入射光线强度之比,用 T 表示:$T=$ 透过光线强度/入射光线强度 $=I/I_0$。

T 值的定义域为:$(0,1)$,透光率表示的是照片透过光线占入射光线的百分数,T 值大小与照片黑化的程度呈相反关系。

2.阻光率

阻光率指照片阻挡光线能力的大小。在数值上等于透光率的倒数,用 O 表示:$O=1/T=I_0/I$。O 的定义域为:$(1,\infty)$。

3.光学密度

照片阻光率的对数值称作照片的光学密度值,用 D 表示:$D=\lg O=\lg(I_0/I)$。光学密度也称黑化度。密度值是一个对数值,无量纲。

(二)影响 X 线照片密度值的因素

1.照射量

在正确曝光下,照射量与密度成正比,但在曝光过度或不足时,相对应的密度变化小于照射量变化。这说明影像密度的大小不仅取决于照射量因素,还取决于 X 线胶片对其照射量的反应特性。

2.管电压

管电压增加使 X 线硬度增强,使 X 线穿透物体到达胶片的量增多,即照片的密度值增加。由于作用于 X 线胶片的感光效应与管电压的 n 次方成正比,所以当胶片对其响应处于线性关系时,密度的变化则与管电压的 n 次方成正比例。管电压的变化为 $40\sim150$ kV 时,n 的变化从4降到2。

3.摄影距离

X 线强度的扩散遵循平方反比定律,所以作用在 X 线胶片上的感光效应与摄影距离(FFD)的平方成反比。

4.增感屏

胶片系统在 X 线摄影时,增感屏与胶片组合使用,其相对感度提高,影像密度增大。

5.被照体厚度、密度

照片密度随被照体厚度、密度的增高而降低。肺脏不能单以厚度来决定其吸收程度,吸气程度不同,从而对照片密度的影响也不同。肺的吸气位与呼气位摄影要获得同一密度的影像,X 线量差 30%～40%。

6.照片冲洗因素

X 线照片影像密度的变化,除上述因素之外,与照片的显影加工条件有密切关系,如显影液特性、显影温度、显影时间、自动洗片机的显影液、定影液的补充量等。

(三)照片影像的适当密度

符合诊断要求的照片密度应适当,一般在 0.20～2.00。

三、X线对比度

(一)概念

1.X线对比度的定义

X线照射物体时,如果透过物体两部分的X线强度不同,就产生了X线对比度K_X,也称射线对比度。

$$K_x = \frac{I}{I'} = \frac{I_0 e^{-\mu d}}{I_0 e^{-\mu'd'}} = e^{\mu'd' - \mu d}$$

式中:I_0为入射线量,I、I'为不同部位的透过X线强度,μ、μ'为物体不同部位的吸收系数,d、d'为物体不同部位的厚度。

2.X线对比度按指数规律变化

从表达式看K_x只与$d'(\mu'-\mu)$有关系,但实际上围在$\mu'd'$周围的μd滤过板的作用,使X线质变硬;另外,μd产生散射线,使对比度受到损失。

3.影响X线对比度的因素

影响X线对比度的因素有X线吸收系数μ、物体厚度d、人体组织的原子序数Z、人体组织的密度ρ、X线波长λ。

4.人体对X线的吸收

人体对X线的吸收按照骨、肌肉、脂肪、空气的顺序而变小,所以在这些组织之间产生X线对比度。而在消化道、泌尿系统、生殖系统、血管等器官内不产生X线对比度,无法摄出X线影像,但可以在这些器官内注入原子序数不同或者密度不同的物质(对比剂),即可形成X线对比度。

(二)X线对比度指数

在$K_x = e^{d'(\mu'-\mu)}$表达式中的指数$(\mu'-\mu)$,即吸收系数之差是形成X线对比度的原因,把$(\mu'-\mu)$称为对比度指数。

对比度指数特点:管电压上升,对比度指数下降,软组织之间的对比度指数亦变小。软组织的对比度指数在管电压为40 kV时仅是0.07,30 kV时上升到0.14。若管电压下降,指数上升很快。肺组织的对比度指数在管电压上升时下降很快,但在60~80 kV之间,对比度指数几乎不变化。

(三)X线对比度观察法

1.透视法

通过荧光板,将波长为$(0.1 \times 10^{-8}) \sim (0.6 \times 10^{-8})$cm的X线转换成波长为

$(5 \times 10^{-5}) \sim (6 \times 10^{-5})$cm 的可见影像。

2.摄影法

胶片接受 X 线照射形成潜影,通过显影处理而成为可见影像的方法。但胶片感光膜对 X 线的吸收很少,99%的 X 线穿过胶片,因而需将 X 线通过荧光物质制成的增感屏转变为荧光,使胶片感光(医用 X 线摄影几乎都用这个方法)。

四、X 线照片的光学对比度

(一)概念

1.定义

X 线照片上相邻组织影像的密度差称为光学对比度。照片对比度依存于被照体不同组织吸收所产生的 X 线对比度以及胶片对 X 线对比度的放大结果。

X 线胶片由双面药膜构成,所以观察到的对比度是一面药膜对比度的 2 倍。

2.照片上光学对比度(K)与 X 线对比度(K_X)的关系

光学对比度是依存于被照体产生 X 线对比度 K_X 的。利用胶片特性曲线可以得出:$K = D_2 - D_1 = \gamma \lg I_2 / I_1 = \gamma \lg K_X = \gamma (\mu_1 d_1 - \mu_2 d_2) \lg e$,式中,$\gamma$ 表示 X 线胶片特性曲线的斜率,μ_1、μ_2、d_1、d_2 分别表示被照体两部分的线性吸收系数和厚度。

(二)影响照片对比度的因素

主要为胶片 γ 值、X 线质和线量以及被照体本身的因素。

1.胶片因素

胶片的反差系数(γ 值)直接影响着照片对比度,因 γ 值决定着对 X 线对比度的放大能力,故称其为胶片对比度。应用 γ 值不同的胶片摄影时,所得的照片影像对比度是不同的,用 γ 值大的胶片比用 γ 值小的胶片获得的照片对比度大。

此外,使用屏-片系统摄影,与无屏摄影相比,增感屏可提高照片对比度。同样,冲洗胶片的技术条件也直接影响着照片对比度。

2.射线因素

(1)X 线质的影响:照片对比度的形成,实质上是被照体对 X 线的吸收差异,而物质的吸收能力与波长(受管电压影响)的立方成正比。在高千伏摄影时,骨、肌肉、脂肪等组织间 X 线的吸收差异减小,所获得的照片对比度降低;在低千伏摄影时,不同组织间 X 线的吸收差异大,所获得的照片对比度高。

(2)X 线量(mAs)的影响:一般认为 mAs 对 X 线照片的对比度没有直接影响,但随着线量的增加,照片密度增高时,照片上低密度部分影像的对比度有明显好转。反之,密度过高,把线量适当减少,也可使对比度增高。

(3)灰雾对照片对比度的影响:由 X 线管放射出的原发射线,照射到人体及其他物体时,会产生许多方向不同的散射线,在照片上增加了无意义的密度,使照片的整体发生灰雾,造成对比度下降。

灰雾产生的原因:胶片本底灰雾;焦点外 X 线和被检体产生的散射线;显影处理。

3.被照体本身的因素

(1)原子序数:在诊断放射学中,被照体对 X 线的吸收主要是光电吸收。特别是使用低 kV 时,光电吸收随物质原子序数的增加而增加。人体骨骼由含高原子序数的钙、磷等元素组成,所以骨骼比肌肉、脂肪能吸收更多的 X 线,它们之间也就能有更高的对比度。

(2)密度:组织密度愈大,X 线吸收愈多。人体除骨骼外,其他组织密度大致相同。肺就其构成组织的密度来讲与其他脏器相似,但活体肺是个充气组织,空气对 X 线几乎没有吸收,因此肺具有很好的对比度。

(3)厚度:在被照体密度、原子序数相同时,照片对比度为厚度所支配,如胸部的前、后肋骨阴影与肺部组织形成的对比度不一样,原因是后肋骨厚于前肋骨。另外,当组织出现气腔时相当于厚度减薄。

第二节　X线成像的主要检查方法

X 线的检查方法可分为普通检查、特殊检查和造影检查 3 类。普通检查包括透视和 X 线摄影,是 X 线检查中最早应用和最基本的方法。后来,在普通检查方法的基础上又创造了多种特殊摄影和各种造影检查方法,特别是近些年来更为突出,从而为人体各部位的结构和器官显影开辟了新的途径。

一、普通检查

(一)荧光透视

荧光透视简称透视,是一种简便而常用的检查方法。透视时,需将检查的部位置于 X 线管和荧光屏之间。除观察形态外还可观察器官的活动,如呼吸运动、心脏和大血管的搏动,胃肠道的蠕动和排空等。

一般透视在荧光屏上所显示阴影的亮度不够强,较轻微和细致的结构或改变不易显示,较厚和较密实的部位则因基本不易透过而显影不清,所以透视最适用于胸部以观察肺、心脏和大血管。在骨骼系统一般限于观察四肢骨骼的明显病变如骨折、脱位等;对颅骨、脊柱、骨盆等均不适用。对腹部病变,除观察膈下积气和胃肠道梗阻,积气、积液及致密的异物外,一般不做透视,但在进行胃肠钡餐检查和钡剂灌肠时就必须用透视。

透视的优点在于比较经济方便,而且当时即可得出初步结果,还可以直接观察器官的运动功能。其主要缺点为不能显示轻微改变和观察较厚的部位,而且不能留有永久的记录以供随时观察或复查时比较。

一般透视工作在暗室中进行,故在工作开始前应充分做好眼的暗适应,否则轻微改变会被遗漏。暗适应需时 11 分钟左右。使用影像增强装置,荧光屏亮度大大提高,透视可不在暗室中进行。

在检查前,应简单告诉被检查者透视的步骤和目的,并尽量脱去有扣子或较厚的衣服,除去一切外物(如饰物、膏药、敷料等),以免产生混淆阴影引起误诊。

(二)摄影

摄影也是一种常用的主要检查方法。摄影时,需将受检部分置于 X 线管与胶片之间,并贴近胶片,固定不动。胸部和腹部摄片时需停止呼吸,否则会导致影像模糊。摄片时,也须将外物(如饰物和敷料等)除去,以免造成混淆的阴影。

摄影可用于人体任何部位。常用的投照位置为正位,其次为侧位;在不少部位如四肢和脊柱等,需要同时摄正、侧位,其他的投照位置包括斜位、切线位和轴位等。摄影的优点在于能使人体厚、薄的各部结构较清晰地显示于 X 线片上,并可作永久记录,以便随时研究或在复查时对照、比较,以观察病情的演变。缺点是检查的区域受限于胶片大小,不能观察运动功能而且费用较大。

在实际工作中,透视和摄影是相互辅助而应用的,一方的优点即是另一方的缺点,因此,常常两者并用,取长补短,以使诊断更为全面正确。

二、特殊摄影检查

(一)体层摄影

普通 X 线照片是 X 线投照路径上所有影像重叠在一起的总和投影。感兴趣层面上的影像因与其前、后影像重叠,而不能清晰显示。体层摄影则可通过特殊的装置和操作获得某一选定层面上组织结构的影像,而不属于该选定层面的结构则在投影过程中被模糊掉。体层摄影常用于明确平片难以显示,重叠较多和处于较深部位的病变,多用于了解病变内部结构有无破坏、空洞或钙化,边缘是否锐利及病变的确切部位和范围,显示气管、支气管腔有无狭窄、堵塞或扩张;配合造影检查以观察选定层面的结构与病变。

(二)荧光缩影

荧光缩影是将被检查部位的阴影显示于荧光屏上,再以照相机将屏上的影像摄成缩小的照片。在荧光屏上产生明亮的影像需要毫安较大的X线机(100~500 mA)。缩影片大小可为35 mm、70 mm和100 mm。在35 mm和70 mm的小片上,不易看到细节,须用适当的放大设备来观察。在缩影片上发现问题,还需摄大片详细研究。荧光缩影最常用于大量的肺部集体检查,这种方法可以代替常规透视检查,包括医院和诊疗机构中的胸部透视。它不仅比透视的效率高,使被检查者和工作人员所受的射线量远为减少,并且还可留作记录。

(三)放大摄影

放大摄影是根据投影学原理,将检查部位和X线片之间的距离增加,使投照的影像扩大,但较模糊失真。应用小的X线管焦点(0.3 mm),可以减少X线束的扩散作用,使扩大的阴影比较清晰。摄片时,X线管同胶片的距离为100~150 cm,检查部位同胶片间距依所需要的放大率而定。放大率可以列公式计算:

$$放大率＝靶片距/靶物距$$

这种放大摄影可用于显示细致结构,从而观察有无早期和细微的改变。

(四)记波摄影

常规X线摄片只能记录器官某一瞬间的状态,而不能显示其活动情况。记波摄影的目的是使器官的活动如心脏大血管的搏动、膈的升降、胃的蠕动等在片上成为波形而加以观察。记波摄影的特殊装置是一个由许多横行宽铅条所组成的格栅,每个铅条宽12 mm,中间隔有0.4 mm的裂隙(木条)。将此格栅置于身体和胶片之间,摄片时胶片在格栅后等速均匀向下移动11 mm距离,这时格栅前的器官活动如心脏大血管的搏动,在每裂隙间都呈现为锯齿状波记录在X线片上。这种方法称为阶段性记波摄影,常用于心脏大血管的检查。对胃肠蠕动、膈运动也可应用。

另一种记波方式是胶片固定而格栅移动,称为连续性记波摄影。它所记录的波形为不同时期不同点综合而成。因此,不能用以观察同一点在不同时期的改变。

(五)高千伏摄影

高千伏摄影是用高于 120 kV 的管电压进行摄影,常为 120～150 kV。需用高电压小焦点 X 线管,特殊的滤线器和计时装置。由于 X 线穿透力强,能穿过被照射的所有组织,可在致密影像中显示出隐蔽的病变。

(六)软 X 线摄影

软 X 线摄影是用钼靶、铜靶或铬靶 X 线管,用低的管电压以产生软 X 线进行摄影。由于波长长,软组织的影像分辨率高,软 X 线摄影多用于女性乳腺摄影,显影效果好。

(七)硒静电 X 线摄影

硒静电 X 线摄影又称干板摄影,是利用半导体硒的光电导特性进行摄影;用充电的特制硒板代替胶片,然后进行摄影;用特制的显影粉显影,再转印在纸上,加温固定,即于纸上出现与 X 线片上影像相似的影像。在观察软组织方面具有优势,例如乳腺。由于手续繁,不稳定,受辐射线量大且效果不如胶片,而未被推广使用。

(八)立体 X 线摄影

立体 X 线摄影是应用两眼同时视物而产生立体感的原理来摄一对照片,再通过立体镜进行观察。应用较少。

三、造影检查

普通 X 线检查是依靠人体自身的天然对比,而造影检查则是将对比剂引入器官内或其周围,人为地使之产生密度差别而显影的方法。造影检查显著地扩大了 X 线检查的范围。

对比剂可分两类:①易被 X 线透过的气体,常称之为阴性对比剂;②不易被 X 线透过的钡剂和碘剂,常称之为阳性对比剂。对比剂引入人体的途径与方法有直接引入和生理积聚两种。

(一)直接引入

除胃肠钡餐造影可以口服外,大多需要借助工具,如导管、穿刺针等,将对比剂引入管道或空腔脏器中。例如,经气管内导管将碘剂注入支气管内,以行支气管造影;经尿道内导尿管将碘水剂注入膀胱中以行膀胱造影;经肛管将钡剂注入结肠中,以行钡剂灌肠;经心室内导管注入碘水剂以行心血管造影;穿刺血管或向血管内插入导管注入碘水剂以行血管造影;穿刺脑室,注入对比剂以行脑室造影;行腰穿,向脊柱蛛网膜下腔中注入对比剂以行脊髓造影等。

(二)生理积聚

生理积聚是对比剂在体内的生理吸收与排泄,也就是将碘剂通过口腔或经血管注入体内后,使其选择性地从一个器官排泄,暂时存于其实质或其通道内而显影。经静脉肾实质或肾盂造影、口服胆囊造影和静脉胆管造影是常用的利用生理积聚的造影方法。

四、X线检查方法的选择和综合应用

X线检查方法繁多,如何选择和综合应用以达到诊断目的十分重要。检查方法选择的原则应以临床要求和检查部位为依据,一般是先简单、后复杂,但也有灵活性,根据具体情况综合应用。透视是最简单的方法,如胸部检查可首先采用。又如肠梗阻,往往需要透视与摄片结合采用。在厚度大的部位,如颅骨、脊椎等,应该摄片。特殊摄影应在其他检查方法的基础上作进一步研究时应用,如胸部体层摄影。

某些疾病仅作普通检查(透视或摄片)即可做出诊断,如长骨骨折;另一些疾病则需采用特殊检查或造影检查才能达到诊断目的,如检查胆囊需作胆囊造影。有时需采用特殊检查与造影检查相结合,如胆囊造影时,并用体层摄影。在选择检查方法和综合应用时,必须从实际出发,既要解决诊断问题,又要减少患者负担,诊断一经确定,就无须再做多种检查。

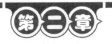

CT成像基础

第一节 CT成像的基本原理

一、CT成像基本原理

CT是根据人体对X线吸收率不同,使用计算机重建方法得到人体二维横断面图像的影像设备。CT是计算机和X线相结合的一项影像诊断技术,主要特点是密度分辨率高,能准确测量各组织的X线吸收衰减值,通过计算进行定量分析。

CT成像的基本过程为X线→人体→采集数据→重建图像→显示图像。CT球管产生的X线经准直器校准后,穿过具有密度差异的被检体组织,部分能量被吸收,衰减后带有组织的信息由探测器接收,通过数据采集系统进行模数转换,数据转换后由计算机重建成横断面图像,最后由显示器显示图像(图2-1)。

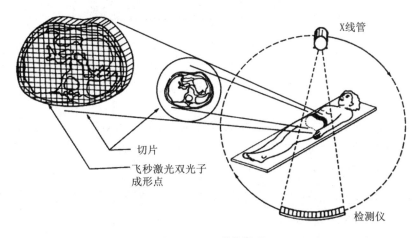

图 2-1 CT 成像原理

因此,CT成像是以X线为能源,以X线的吸收衰减特性为成像依据,以数据重建为成像方式,以组织的密度差为CT成像的基础,以数据采集和图像重建为重要环节的X线成像技术。

(一)数据采集

单层CT图像数据采集的基本原理如图2-2所示,CT球管与探测器成对称排列,每排探测器由500～1 000个探测器单元组成。当X线以扇形束的形式穿过患者横断面时被检体衰减,每个探测器单元会接收透过该层面的X线并测量其衰减后的强度。单个探测器单元在每个角度每条射线上探测到的X线信号强度可通过衰减定律方程进行计算:

$$I = I_o \cdot e^{-\mu d}$$

式中,I_o代表X线在空气或未进入物体前的初始强度,I为衰减后X线强度,d为物体厚度,μ为物体的线性衰减系数,e是自然对数的底。

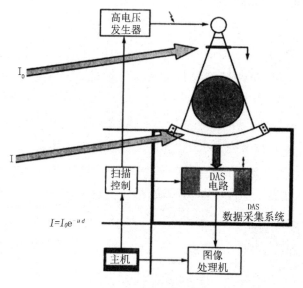

图2-2 CT数据采集

单层CT图像重建多采用滤波反投影法,利用平行线束几何学原理进行断层图像重建,要求在图像重建前要把所获的扇形线束投影数据转换为平行线束投影数据。在滤波反投影法的应用中,"重建函数核"代表对投影的高通滤波法,它决定图像的锐利度和噪声。重建图像用像素的数字矩阵来代表(通常像素为512×512),每个像素代表被X线束透射的体内欲成像层面的衰减系数。每个像素的X线束衰减系数需要转换为Hounsfield(Hu)单位。范围为—1 024～

3 071,作为以灰阶或彩色阶代表图像的基础。

（二）图像重建

CT 图像重建的基本算法可分为 3 种。

1.直接反投影法

直接反投影法又称总和法,是将众多的投影近似地复制成二维分布的方法。其基本原理是把与各向投影强度成正比的量沿投影反方向投影回矩阵里,并将它们累加起来,组成该物体的层面图像。该方法是 CT 成像算法的基础。

2.迭代法

迭代法又称近似法,是将近似重建所得图像的投影同实测的层面进行比较,再将比较得到的差值反投影到图像上,每次反投影之后可得到一幅新的近似图像。通过对所有投影方向都进行上述处理,一次迭代便可完成;再将上一次迭代的结果作为下一次迭代的初始值,继续进行迭代。迭代重建技术有 3 种方法:联立迭代重建法(SIRT)、代数重建法(ART)和迭代最小二乘法(ILST)。该方法图像较为真实准确,但耗时较多,现已不采用。

3.解析法

解析法是目前 CT 图像重建技术中应用最广泛的一种方法,它利用傅里叶转换投影定理。主要有 3 种方法:二维傅里叶转换重建法、空间滤波反投影法和褶积反投影法。其中褶积反投影法目前应用最多,其无需进行傅里叶转换,速度快,转换简单,图像质量好。解析法的特点是速度快,精度高。

普通 CT 每个探测器单元的宽度、焦点的大小、每转的投影数决定图像的空间分辨率,患者长轴的扇形束厚度则决定图像层厚及长轴的空间分辨率。普通 CT 只支持一排探测器单元,球管每旋转一圈只扫描一层,扫描时探测器获得的是平面投影数据,而每一层的投影数据是一个完整的闭合环。

二、单层螺旋 CT 成像原理

螺旋 CT 扫描是在球管-探测器系统连续旋转的基础上,患者随检查床一起纵向连续运动,CT 球管连续产生 X 线,探测器同步采集数据的一种 CT 检查方法。螺旋 CT 采用滑环技术,去除了 CT 球管与机架相连的电缆,球管-探测器系统可连续旋转,使扫描速度加快。由于螺旋 CT 扫描时检查床连续单向运动,球管焦点围绕患者旋转的运行轨迹类似一个螺旋管形(图 2-3),故称为螺旋扫描。扫描时,螺旋 CT 探测器采集到的不是某一层面的数据,而是一个部位或一个器官的容积数据,故又称为容积扫描。

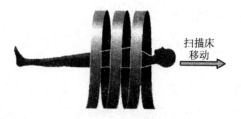

图 2-3　螺旋扫描

滑环技术和检查床连续运动技术的应用是单层螺旋 CT 在硬件上的重要改进，使用热容量＞3 M 的 CT 球管，可满足进行较大范围的容积扫描。

用滑环代替电缆传递信号的方法，称为滑环技术。螺旋 CT 扫描机架内有多组平行排列的滑环和电刷，CT 球管通过电刷和滑环接触实现导电。X 线球管的滑环部分根据传递电压的不同，分为高压滑环和低压滑环。前者传递高压发生器输出的电压为几万伏，高压发生器安置在扫描机架外；后者为几百伏，高压发生器安置在扫描机架内。高压滑环上的高压经铜环和碳刷摩擦传递进入转动部分时，易发生高压放电，产生高压噪声，影响数据系统采集，进而影响图像质量。低压滑环的 X 线发生器需与 X 线球管一起旋转，增加了旋转部分重量。因而要求 X 线发生器体积小、重量轻。现在的螺旋 CT 普遍采用低压滑环技术。螺旋 CT 的高压发生器体积小，可安装在机架内，并可产生 80～140 kV 的高压。

单层螺旋 CT 与非螺旋 CT 相比有以下优点：①扫描速度快，检查时间短，对比剂利用率高；②一次屏气可完成一个部位检查，克服了呼吸运动伪影，避免了小病灶的遗漏；③利用原始数据，可进行多次不同重建算法或不同层间距的图像重建，提高了二维和三维图像的质量。螺旋 CT 扫描无明确层厚概念，扇形线束增宽，使有效扫描层厚增大。

(一)基本原理

CT 图像重建的理论基础是二维图像反投影重建原理，该原理要求被重建的一幅二维图像平面上的任意点，必须采用 360°的全部扫描数据。螺旋扫描是在检查床移动过程中进行的。数据采集系统获得的信息为非平面数据。由于只有平面数据才能重建无伪影的二维图像，为了消除伪影，螺旋 CT 常采用线性内插的数据预处理方法把螺旋扫描的非平面数据合成平面数据，再采用非螺旋扫描的图像重建方法重建一幅螺旋扫描的平面图像。线性内插(LI)是指螺旋扫描数据段上的任意一点可采用相邻两点的扫描数据进行插补。数据内插的方式有 360°线性内插和 180°线性内插两种。360°线性内插法采用 360°扫描数据向外的两点,通过内插形成一个平面数据,优点是图像噪声较小,缺点是实际重建层厚比标称层厚大30%～40%,导致层厚响应曲线(SSP)增宽,图像质量下降。180°线性内插法则采用靠近重建平面的两点扫描数据,通过内插形成新的平面数据。180°线性内插与360°线性内插的最大区别是前者采用第二个螺旋扫描数据,并使第二个螺旋扫描数据偏移180°,从而能够更靠近被重建的数据平面。180°线性内插法重建改善了层厚响应曲线,图像分辨率较高,但噪声增加。

(二)成像参数

由于螺旋CT与普通CT的扫描方式不同,产生了一些新的成像参数,如扫描层厚与射线束宽度、床速、螺距、重建间隔与重建层厚等。

1.扫描层厚与射线束宽度

扫描层厚是CT扫描时被准直器校准的层面厚度,或球管旋转一周探测器测得Z轴区域的射线束宽度。单层螺旋CT使用扇形X线束,只有一排探测器,其射线束宽度决定扫描的厚度,扫描层厚与准直器宽度一致。

2.床速

床速是CT扫描时扫描床移动的速度,即球管旋转一圈扫描床移动的距离,与射线束的宽度有关。若扫描床移动的速度增加,则射线束宽度不增加,螺距也增大,图像质量下降。

3.螺距

螺距是扫描旋转架旋转一周,检查床移动的距离与层厚或准直宽度的比值。公式为:

$$Pitch = TF/W$$

式中,TF是扫描旋转架旋转一周检查床移动的距离,单位是mm;W是层厚或准直宽度,单位是mm;螺距是一个无量纲。

单层螺旋CT的准直器宽度与层厚一致,其螺距定义为球管旋转一周扫描床移动的距离与准直器宽度的比值。若单层螺旋CT的螺距等于零时,扫描方式为非螺旋扫描。通过被检体的X射线在各投影角相同,可获得真实的横断面图像数据;螺距等于0.5时,球管旋转2周扫描一层面,类似于重叠扫描;螺距等于1时,数据采集系统(DAS)可获取球管旋转一周的扫描数据;螺距等于2时,DAS只获取球管旋转半周的扫描数据。扫描剂量恒定不变时,采用大螺距扫描,探测器接收的X线量较少,可供成像的数据相应减少,图像质量下降。采用小螺距扫描,探测器接收的X线量较多,成像数据增加,图像质量得到改善。常规螺旋扫描的螺距用1,即床速与层厚相等;如病灶较小,螺距可小于1;病灶较大,螺距可>1。

三、多层螺旋 CT 成像原理

普通 CT 和单层螺旋 CT 的球管-探测器系统围绕人体旋转一圈只获得一幅人体断面图像,而多层螺旋 CT 的球管-探测器系统围绕人体旋转一周,能同时获得多幅横断面原始图像(图 2-4),故称为多层螺旋 CT(MSCT)。由于多层螺旋 CT 探测器在 Z 轴上的数目由单层 CT 的一排增加到几十排至几百排,故又称为多排 CT(MDCT)。多层螺旋 CT 是指 2 层及以上的螺旋 CT 扫描机,目前临床普及机型为16 层,16 层以上的有 64 层、256 层、320 层等。

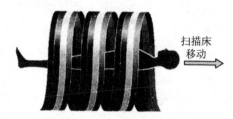

扫描床移动

图 2-4 多层螺旋扫描

多层螺旋 CT 使用锥形线束扫描,采用阵列探测器和 DAS 获取成像数据。锥形线束和阵列探测器的应用,增宽了每次扫描的线束覆盖范围,实现了多排探测器并行采集多排图像的功能,降低了采集层厚,增加了采集速度,为复杂的影像重组奠定了基础。多层螺旋 CT 的优势是薄层(高分辨)、快速、大范围扫描。

(一)数据采集

多层螺旋 CT 与单层螺旋 CT 相比,X 线束由扇形改为锥形,线束宽度在 Z 轴方向从 1 cm 增加到几厘米。探测器在 Z 轴方向从单层 CT 的一排增加到几排至几百排。探测器排列有两种类型,一种是 Z 轴方向上所有探测器的宽度一致,即探测器宽度均等分配的等宽型(对称型);另一种是探测器宽度不均等分配的非等宽型(非对称型)。探测器的绝对宽度决定多层螺旋 CT 容积覆盖范围,探测器单元的大小决定图像的层厚。探测器单元越小,获得的图像分辨率越高。16 层以上 CT 的采集单元可达 0.625 mm,实现了"各向同性"的数据采集。各向同性是指 Z 轴分辨率与 XY 轴的分辨率一致或相近,体素为一正方体,任意重建平面(冠、矢状位)的图像质量保持高度一致。

多层螺旋 CT 主要是采用多排探测器和多个数据采集系统,探测器排数大于图像层数。如 4 层螺旋 CT 探测器排数最少为 8 排,最多可达 32 排。DAS 的数目决定采集获得的图像数目,探测器的组合通过电子开关得以实现,目前

DAS 系统有 4 组、16 组、64 组、256 组和 320 组,选择合适的层厚可获得与 DAS 对应的图像数。

Siemens 64 层 CT 采用的 Z-Sharp 技术又称 Z 轴双倍采样技术,球管周围的偏转线圈无极调控偏转电子束,灵活改变 X 线焦点大小和在 Z 轴方向上的位置;每一个焦点投影可读出 2×32 层图像数据;每两个 32 层投影融合得到一个在 Z 轴采样距离 0.3 mm 的 64 层投影;每 150°旋转应用自适应多平面重建 (AMPR)方法可重建 64 层图像。Z-Sharp 技术的特点在于 Z 轴飞焦点使到达每一个探测器单元的 X 线投影数加倍,两次相互重叠的投影导致 Z 轴方向上的重叠采样,即 Z 轴双倍采样。GE 使用的共轭采集技术是根据系统设置最佳螺距,在插值求解某重建标准层面上不同投影角位置的数据时,自动根据当前的扫描数据结果,动态采集所需的插值数据点。

(二)图像重建

多层螺旋 CT 的重建原理是用多列探测器的数据来重建一个标准层面的图像。若在 Z 轴某位置重建图像,则把与此重建位置同一投影角的 Z 轴上相邻两个探测器阵列的数据用于插值,并以此作为重建标准层面的投影数据,最后用二维反投影重建算法(2DBP)进行图像重建。

多层螺旋 CT 使用锥形线束扫描,在图像重建前,需要对扫描长轴方向的梯形边缘射线进行必要的修正。多层螺旋 CT 图像重建预处理是线性内插的扩展应用,4 层以下的 CT 大部分采用不考虑锥形线束边缘的图像预处理。常用的图像重建预处理方法有以下几种。

1.优化采样扫描

优化采样扫描是通过扫描前的螺距选择和调节缩小 Z 轴间距,使直接成像数据与补充数据分开,故又称为扫描交迭采样修正。

2.Z 轴滤过长轴内插法

Z 轴滤过长轴内插法是在扫描获得的数据段内选定一个滤过段,并对该段内所有扫描数据作加权平均化处理。滤过段的范围称为滤波宽度(Fw),滤波参数、宽度和形状可影响图像质量。

3.扇形束重建

扇形束重建是将锥形束射线平行分割模拟成扇形束后,再使用扇形束算法进行图像重建的方法。16 层以上 CT 则都已将锥形线束边缘的射线一起计算,各生产厂家采用不同的图像重建预处理方法。常用的方法有以下几种。

(1)自适应多平面重建(AMPR)法:是将螺旋扫描数据中两倍的斜面图像数

据分割成几部分,采用各自适配螺旋的轨迹和240°螺旋扫描数据,并辅以适当的数据内插进行图像重建。

(2)加权超平面重建法:是将三维的扫描数据分成二维的系列,采用凸起的超平面做区域重建的方法。

(3)Feldkamp重建法:是沿扫描测量的射线,把所有测量的射线反投影到一个三维容积,并以此计算锥形束扫描射线的方法。

(4)心脏图像重建方法:多层螺旋CT心脏图像重建方法主要有单扇区重建法和多扇区重建法。单扇区重建法(CHR)是用回顾性心电门控获得螺旋扫描原始数据,利用半重建技术进行影像重建。多扇区重建法(MSR)是利用心电门控的同期信息,从不同的心动周期和不同列的检查器采集同一期相,但不同角度半重建所需的原始数据来进行影像重建。单扇区与多扇区重建的主要区别是单扇区重建的时间分辨率仅由X线管的旋转速度决定,而多扇区重建的时间分辨率不仅受X线管的旋转速度的影响,同时也受心率的影响。

四、电子束CT成像原理

电子束CT(EBCT)由大功率的电子枪产生电子束,电子束通过电磁偏转打击固定于机架上的靶环产生X射线,实现CT扫描。由于没有机械运动,电子束CT一次曝光扫描的时间可以达到50毫秒。

EBCT从1982年开始应用于冠状动脉疾病的诊断成像。现在仍在使用的EBCT有两排探测器和四排钨靶阳极,对受检者的不同检查部位进行8层图像数据的扫描采集。在采用"容积模式"进行扫描时,可以在300~400毫秒的成像周期内只需曝光50~100毫秒就可以获得8幅图像。在进行钙化积分、冠状动脉CT成像或者心功能评价时,EBCT采用"电影模式"或"流动模式"进行扫描成像,这两种扫描模式分别采用单排探测器(C-150/C-300)和双排探测器的采集方式。电影模式的曝光时间是50毫秒,以每秒17次的扫描频率对同一解剖结构进行扫描;流动模式是在扫描时,根据心跳周期时相对同一解剖结构曝光50~100毫秒进行扫描采集。由于EBCT的扫描模式是非螺旋的,因此,要在受检者一次屏住呼吸的情况下完成整个心脏的扫描,扫描层厚受到了限制。当采用单层数据采集模式(C-150/C-300)时,图像厚度是3mm,采用双层数据采集模式时,成像厚度是1.5mm。进行钙化积分时,EBCT的纵轴分辨率是足够的,但要实现冠状动脉的三维可视化显示则纵轴分辨率还不够。

EBCT扫描过程由电子束及4个钨靶环的协同作用完成,避免传统CT的

X线球管、探测器(扫描机架),甚至扫描床的机械运动。电子束CT的成像原理与常规CT的主要区别在于X线产生的方式不同。由于电子束CT采用电子束扫描技术代替X线球管的机械运动,消除了X线球管高速旋转运动产生的离心力,使扫描速度大为提高,将扫描速度缩短为50毫秒或更短(17~34幅/秒),成像速度是普通CT的40倍、螺旋CT的20倍(需500毫秒),从而减少了呼吸和运动伪影,有利于运动脏器的检查。

当然,目前高档的多层螺旋CT扫描机的扫描速度和扫描范围取得了很大进步,在某些方面甚至超过了电子束CT的成像水平,促使电子束CT扫描机需要在扫描速度、图像信噪比和空间分辨率等方面进一步提高。

五、双源CT成像原理

双源CT(DSCT)采用双球管和双探测器系统,扫描速度为0.33秒,时间分辨率达到83毫秒,使心脏CT成像不受心率约束;两个球管的管电压设置不同时,可做功能性CT检查。

(一)球管与探测器系统

双源CT配置了两个球管和与之对应的探测器,这两套数据获取系统(球管-探测器系统)放置在旋转机架内,互呈90°排列(图2-5)。CT球管采用电子束X线管,单个球管的功率为80 kW,扫描速度0.33秒,最大扫描范围200 cm,各向同性的空间分辨率≤0.4 mm,使用高分辨率扫描时可达到0.24 mm。

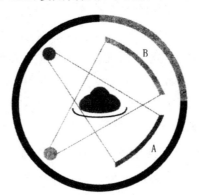

图2-5 双源CT示意图

两套探测器系统中,一套探测器系统(A)覆盖整个扫描野(直径50 cm FOV),另一套探测器系统(B)主要用于覆盖扫描中心视野(直径26 cm FOV)。每组探测器各有40排,中间部分准直为32排宽度0.6 mm;两边各有4排探测器,准直是 8 排宽度 1.2 mm。在机架等中心处,两组探测器的 Z 轴覆盖范围都是 28.8 mm。通过对采集信号数据的正确组合,两组探测器都可以实现 32.0 mm×0.6 mm或 24.0 mm×1.2 mm 的扫描。

(二)数据采集

通过 Z 轴飞焦点技术,32 排 0.6 mm 准直宽度的探测器能同时读取 64 层的投影数据,采样数据的空间间隔是等中心的 0.3 mm。通过使用 Z-Sharp 技术,双源 CT 机架旋转一周。每组探测器都能获取相互重叠的 64 层 0.6 mm 的图像数据。

双源 CT 扫描系统内,两组呈 90°排列的互相独立的数据获取系统(球管-探测器系统),只需同时旋转 90°,就可以获得平行于射线投影平面的整个 180°图像数据,这 180°的图像数据由两个 1/4 的扫描扇区数据组成。由于机架只需旋转 1/4 的扫描扇区,扫描时间只有机架旋转时间的 1/4,即获得半圈扫描数据的时间分辨率只有机架旋转时间的 1/4;而机架的旋转时间是 0.33 秒,那么数据采集的时间分辨率就是 83 毫秒,和受检者的心率无关,在一次心跳周期内就可以完成单扇区数据的采集。

(三)图像重建

双源 CT 的基本扫描重建模式是单扇区重建,这是双源 CT 和单源 CT 最主要的区别。双源 CT 也可采用双扇区重建方法来进一步提高时间分辨率,在采用双扇区重建的方法时,每组探测器采集的 1/4 扫描扇区数据来自相邻连续的两个心跳周期,在每个心跳周期内采集的扇区数据都<1/4 扫描扇区数据,这和传统单源多层 CT 的双扇区重建方法相似。双源 CT 在使用双扇区重建方法时,时间分辨率是心率的函数,随着心率的变化而变化,机架旋转时间为 0.33 秒时,在某些特定心率条件下,时间分辨率可以达到 42 毫秒。由于心率的小变化都会引起时间分辨率的大变化,在双扇区重建的条件下,时间分辨率的平均值是 60 毫秒。在考虑进行高级的心功能的评估时,可以考虑使用双扇区重建扫描方式,比如在评价异常的心肌运动或者是计算射血分数的峰值时。在进行冠状动脉的检查或者进行心脏功能大体评估时,单扇区重建扫描模式就已能够在临床任何心率条件下提供足够的时间分辨率。

双源 CT 在进行常规 CT 检查时,可以只运行一套 X 线系统,方法与普通 64 层CT 相同。特殊临床检查,如心脏扫描、心电门控血管成像,全身大范围全速扫描,以及双能量减影成像等,则需使用两套射线/探测器系统的双源组合。

两套 X 线系统由球管和一体化高压发生器组成,可以分别调节相应的 kV 和 mAs。由于每个球管的 kV 都可独立设置为 80 kV、100 kV、120 kV 和 140 kV,当两个球管的管电压不一致时,如一个球管设置为 80 kV,另一个球管设置为 140 kV,双源 CT 就可以实现双能量扫描,从而获得双能量的扫描数据。

第二节　CT 成像的适应证与禁忌证

一、适应证

CT 图像由于密度分辨率高、组织结构无重叠,有利于病变的定位、定性诊断,在临床上应用十分广泛。可用于全身各脏器的检查,对疾病的诊断、治疗方案的确定、疗效观察和预后评价等具有重要的参考价值。

(一)颅脑

CT 对颅内肿瘤、脑出血、脑梗死、颅脑外伤、颅内感染及寄生虫病、脑先天性畸形、脑萎缩、脑积水和脱髓鞘疾病等具有较大的诊断价值。多层螺旋 CT 的脑血管三维重组可以获得精细清晰的血管三维图像,对于脑血管畸形的诊断有较大诊断价值。

(二)头颈部

对眼眶和眼球良恶性肿瘤、眼肌病变、乳突及内耳病变、鼻窦及鼻腔的炎症、息肉及肿瘤,鼻咽部肿瘤尤其是鼻咽癌、喉部肿瘤、甲状腺肿瘤以及颈部肿块等均有较好的显示能力;多平面重组、容积重组等后处理技术可以从任意角度、全方位反映病变密度、形态、大小、位置及相邻组织器官的改变,对外伤、肿瘤等病变的显示可靠、清晰、逼真,可以更有效地指导手术。

(三)胸部

CT 对肺肿瘤性病变、炎性病变、间质性病变、先天性病变等均可较好地显示。对支气管扩张诊断清晰准确。对支气管肺癌,可以进行早期诊断,显示病灶内部结构,观察肺门和纵隔淋巴结转移;对纵隔肿瘤的准确定位具有不可取代的价值。可显示心包疾病、主动脉瘤、大血管壁和心瓣膜的钙化。冠状动脉 CT 血管造影可以清晰显示冠状动脉的走行、狭窄,对临床评价冠心病和进行冠脉介入治疗的筛查有重要的价值。

(四)腹部和盆腔

对于肝、胆、脾、胰、肾、肾上腺、输尿管、前列腺、膀胱、睾丸、子宫及附件,腹腔及腹膜后病变的诊断具有一定优势。对于明确占位性病变的部位、大小以及与邻近组织结构的关系、淋巴结有无转移等亦有重要的作用。对于炎症性和外伤性病变能较好显示。对于胃肠道病变,CT 能较好显示肠套叠等,亦可较好地显示肿瘤向胃肠腔外侵犯的情况,以及向邻近和远处转移的情况。但目前显示胃肠道腔内病变仍以胃肠道钡剂检查为首选。

(五)脊柱和骨关节

对椎管狭窄,椎间盘膨出、突出,脊椎小关节退变等脊柱退行性病变,脊柱外伤、脊柱结核、脊椎肿瘤等具有较大的诊断价值。对脊髓及半月板的显示不如 MRI 敏感。对骨关节病变,CT 可显示骨肿瘤的内部结构和肿瘤对软组织的侵犯范围,补充 X 线片的不足。

二、禁忌证

妊娠妇女不宜进行 CT 检查。急性出血病变不宜进行增强或 CT 造影检查。CT 检查时应注意防护生殖腺和眼睛。

第三节 CT 成像的检查方法

一、CT 检查前准备

为使 CT 检查取得较好的效果,扫描前的准备工作必不可少。检查前的主要准备有以下几个方面。

(一)了解病情

扫描前应详细询问病史,了解患者携带的有关影像学资料和实验室检查,以供扫描时定位及诊断时参考。

(二)解释说明

对患者耐心做好扫描说明解释工作,以消除其顾虑和紧张情绪。

(三)胃肠道准备

进行腹部、盆腔、腰骶部检查者,扫描前一周,不进行胃肠道钡剂造影,不服含金属的药物,如铋剂等。扫描前两日少吃多渣食物。腹部检查前 4 小时禁饮食,扫描前口服对比剂,使胃肠道充盈。盆腔检查前晚口服甘露醇等泻剂清洁肠道,若行清洁灌肠更佳。扫描前 2 小时口服对比剂充盈肠道(图 2-6)。

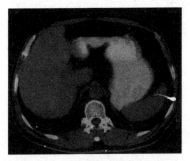

图 2-6　CT 扫描胃肠道内对比剂

(四)制动

根据不同检查部位的需要,确保检查部位的固定,是避免漏扫及减少运动伪影的有效措施。另外,胸腹部检查前应做好呼吸训练,使患者能根据语音提示配合平静呼吸或吸气、屏气;腹部检查前可口服或肌内注射山莨菪碱注射液 20 mg 以减少胃肠道蠕动;喉部扫描时嘱患者不要做吞咽动作;眼部扫描时嘱患者两眼球向前凝视或闭眼不动;儿童或不合作的患者可口服 10% 水合氯醛 0.5 mL/kg(不超过10 mL)以制动。

(五)除去金属物品

摆位时去除扫描范围内患者穿戴及携带的金属物品,如钥匙、手机、发卡、耳环、项链、金属拉链、义齿、带金属扣的皮带、硬币、带金属的纽扣等,以防伪影产生。

(六)增强扫描及造影检查准备

行增强扫描及血管造影检查的患者检查前 4 小时禁食、水,以防发生变态反应时发生呕吐或呛咳将胃内容物误吸入肺;检查前应询问有无过敏史,并做碘过敏试验,试验阴性者请患者或家属在碘对比剂检查说明书上签名。少数低渗型非离子型对比剂变态反应发生率极低,不需做变态反应,但应在增强或造影过程中严密监控,以防意外。

(七)注意监护

危重患者检查时,需请临床科室的医护人员陪同并监护。

(八)防尘

患者更衣、换鞋或穿着鞋套进入扫描室,以防灰尘带入机房,进入机器内部。

(九)注意患者家属防护

患者家属非特殊情况下不要滞留在扫描室内,以避免辐射线损伤。

二、CT 检查步骤

(一)对患者的接待与登记

仔细审查 CT 检查申请单是否填写完整,检查部位是否明确和符合要求,并根据病情的轻、重、缓、急和本部门的工作流程合理安排患者的检查时间。给患者做好解释和说明工作以便做好配合,通知患者做好检查前准备。由专门人员进行检查项目的登记和归档。

(二)输入患者的一般资料与扫描相关信息

将患者的姓名、性别、出生年月、CT 号等资料输入 CT 机。有放射科信息系统(RIS)和图像存储与传输系统(PACS)的医院,输入患者资料由工作列表完成。选择扫描方向和患者的体位;如果是增强扫描,要注明 C+,其他特殊扫描方式,必要时也注明。

(三)患者体位的处置

根据检查的要求确定是仰卧还是俯卧,头先进还是足先进;根据检查的需要采用适当的辅助装置,固定检查部位;按不同检查部位调整检查床至合适位置,开启定位指示灯,将患者送入扫描孔内。

(四)扫描前定位

定位就是确定扫描的范围,通常先进行定位像扫描,即球管与探测器位置不变,曝光过程中,检查床载患者匀速移动,扫描图像类似高千伏摄影平片。在该定位像上制订扫描计划,确定扫描范围、层厚、层距等。定位较明确的部位(如颅脑),也可利用定位指示灯直接从患者的体表上定出扫描的起始位置,该方法节省时间,缺点是定位不如通过定位像定位准确。

(五)扫描

选择扫描条件,设计扫描程序,按下曝光按钮。在整个扫描过程中,要密切观察每次扫描的图像,必要时调整扫描的范围或作补充扫描,如肺内发现小病灶,最好加扫小病灶部位的高分辨力CT。

(六)照相和存储

根据不同的机器情况,可自动照相或手工照相。自动拍摄是指在CT机上可预先设置,扫描完毕CT机会自动根据设置依次将所有扫描的图像拍摄完成。手工拍摄是扫描完成后,由人工手动照相。一般扫描完毕的CT图像都暂存于CT机的硬盘上,如需永久存储,可选择磁带、光盘等存储介质。

三、CT检查注意事项

主要注意事项有以下几个方面。

(1)CT检查必须注意放射线的防护,要正确、合理地应用CT检查,避免不必要的曝光。对育龄妇女及婴幼儿更应严格掌握适应证,非特殊必要,孕妇禁忌CT检查。CT机及机房本身结构需达到防护标准,以减少被检者、工作人员和与CT机房相邻地区人员的X线辐射剂量。重视个人防护,减少被检者、工作人员的受照剂量。

(2)应认真了解病史、其他检查结果及既往影像检查资料,借以指导本次检查,以免检查范围或扫描参数设置不当。

(3)增强扫描使用的碘对比剂量较大,注射速度快,有引起不良反应,甚至变态反应的可能,碘过敏试验阳性者禁忌增强扫描。过敏体质的患者可选用非离子型对比剂以减少不良反应,使用过程中要严密观察,一旦出现变态反应应及时处理、抢救,否则可能危及生命。为避免迟发型变态反应的发生,检查后应让患者留CT室观察30分钟后再离开。CT室应常备必需的急救药品、器械,以备抢救之用。注意药品的有效期,定时添补更新。

(4)危重患者,过多搬动有生命危险者,临床应先控制病情,可待病情较为稳定后再作CT检查。对危重患者的搬动及检查应迅速、轻柔,检查以满足诊断需要为标准,不宜苛求标准延误抢救时间。

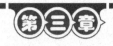

磁共振成像基础

第一节 磁共振成像的基本原理

一、氢质子群体的平时状态

某些原子核（如氢原子核）可以看成是一个具有自旋能力的小星球，因为它带有电荷，自旋进动必然产生磁矩声，$\vec{U}$ 代表着该原子核周围小磁场的大小与方向。由这种磁偶极产生的小磁场颇似一个旋转着的小磁棒（图 3-1）。平时人体内的氢原子核处于无规律的进动状态，无数的氢原子核杂乱无章地进动着，漫无方向地排列着，其磁矩与角动量相互抵消，整个人体不显磁性（图 3-2A）。

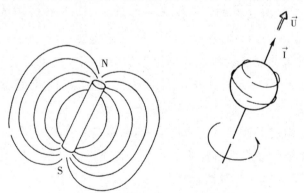

图 3-1　磁偶极产生的小磁场示意图

二、在外加静磁场中的氢质子状态

人体进入强大均匀的磁体空腔内，在外加静磁场 B_0 的作用下，原来杂乱无章的氢原子核一齐按外磁场方向排列并继续进动，整个人体组织处于轻度磁化状态（图 3-2B）。由于氢质子的自旋量子数 $I=1/2$，只有两种基本的排列方向，一是顺向排列(向上自旋),二是逆向排列(向下自旋),前者与静磁场磁力线方向相同,相应的磁化量子数 m＝＋1/2,处于低能级状态;后者与静磁场磁力线方向相反,相应的磁化量子数m＝－1/2,处于高能级状态。在静磁场中氢质子自旋矢量的方位角 $\theta=\arc\Cos\ m\sqrt{I(I+1)}$。

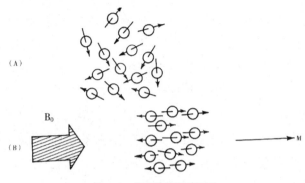

图 3-2 原子活动示意图

在静磁场中自旋(磁动量)矢量有一个转矩或电偶,它们环绕静磁场的纵轴进动,其速率可用 Larmor 公式算出:

$$f=\omega/2\pi=\gamma B_0/2\pi$$

式中,f 为共振频率(Hz),ω 为每秒的角频率(弧度),γ 为旋磁比,B_0 为静磁场。对每一种原子核来说 γ 是一个常数。

一大群原子核在静磁场中进动,每一个原子核的磁矩其位相是杂乱无章的。也就是说,它们在进动的圆环中其磁化矢量的顶端处于不同的位置,但联合起来可形成一个总的磁矩 $\vec{M}$。这个净磁矩 $\vec{M}$ 是接收线圈产生磁共振(MR)信号的根据。

对 MRI(磁共振成像)作用最大的核子是质子,尤其是氢质子。因为它在人体内数量最大,其重量小而磁动量大,在水溶液中氢原子核的数量级为 $10^{23}/cm^3$,其中半数以上与静磁场 B_0 的磁力线方向相同,处于低能级状态。每个氢原子核磁矩的总矢量($\sum$)可用以下公式计算:

$$\vec{M}=\sum Pi\mu i$$

式中,$\vec{M}$ 为净磁矩,μi 为氢原子核的磁矩,Pi 为氢原子核的数量。由于能量差极小,因此在两个能级状态中自旋＝1/2 的氢原子核数目基本相等。例如,在1.5 T的静磁场中处于同向低能级状态的氢原子核比处于逆向高能级状态者仅多1×10^{-5}。

在低能级与高能级状态之间根据静磁场场强大小与当时的温度,势必要达到动态平衡,称为热平衡状态。此时,从低能级转入高能级的氢原子数恰好等于从高能级转入低能级的氢原子数,最后的磁化状态 M,称为平衡状态或静息状态。

三、施加射频(RF)脉冲后的氢质子状态

MR 信号的产生分两个步骤,一是 MR 的激励过程,二是 MR 的弛豫过程。如前面所述,氢质子是一群处于一定能量级与方向上不断自旋进动的微粒,它们类似于一般磁体,具有磁性、角动量与旋转性。在 MR 扫描机的孔腔内,人体内所有的氢质子小磁体都将顺着强大静磁场 B_0 的方向排列,其中较多的氢质子其磁矩方向与静磁场 B_0 相同(处于低能级),较少的氢质子其磁矩方向与静磁场 B_0 相反(处于高能级)。人体内大量氢质子的小磁极相加,形成一个微弱的小磁场,其总磁化矢量 M 仅为静磁场 B_0 的几百万分之一,但方向相同。在常温的热平衡状态下顺静磁场 B_0 排列的氢质子数毕竟比逆向排列者多 10^6 倍,因此人体磁化矢量 M 与静磁场 B_0 方向一致。

通过射频(RF)线圈中的电流对 MR 孔腔中的人体组织施加一个垂直方向的交变磁场 B_1,诱发氢质子产生 MR,这就是 MR 的激励过程。交变磁场 B_1 是由射频线圈发出的,所以 B_1 又称为射频磁场。B_1 交变地发出与中断,按磁共振所需要的频率工作,所以又称为射频脉冲。射频磁场 B_1 与静磁场 B_0 有两点不同:①B_1 十分微弱,为 B_0 的万分之一,例如,B_0 的场强为 1.0T,而 B_1 仅为 0.0001T 即足以诱发 MR;②静磁场 B_0 不仅强大,而且恒定,其磁力线方向与 MR 扫描机的孔腔平行。B_1 磁场迅速交变,其磁力线方向总是与静磁场方向垂直。

B_1 磁场的交变振动频率具有严格的选择性,必须准确地选择 B_1 磁场的频率,使之相当于 Larmor 共振频率,才能诱发受检组织内氢质子的 MR 现象。Rabi 发现,在静磁场 B_0 的垂直方向上施加一个交变磁场 B_1,只有在 Larmor 频率时,交变磁场的能量才会突然大量地被吸收,这种现象称为共振吸收现象。按照量子力学理论,氢质子在磁场中只能采取两种能级状态:高能级与低能级(图 3-3)。通过原子间的热运动相互碰撞,能量相互传递,氢质子可在 2 个能级间跃迁;通过吸收电磁场的光子氢质子也能从低能级跃迁到高能级,因为光子只能整个地被吸收,所以在一定的场强下能级差也是一定的,射频磁场 B_1 发射的电磁能(射频能量)必须恰好等于能级差才会被处于低能级状态的氢质子吸收,并借助于这个射频能量跃迁到高能级状态。在一定的场强条件下射频磁场的交变频率必须符合 Larmor 频率,它所发出的射频电磁能才恰好等于能级差。

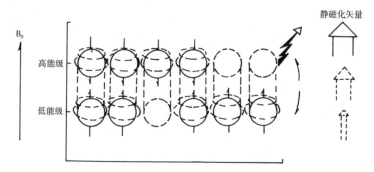

图 3-3　高能级与低能级示意图

所谓 MR 就是指氢质子在两种能级上相互转换,当按照 Larmor 频率施加射频能量时,迫使氢质子的磁矩从 m=+1/2 低能级跃迁到 m=−1/2 高能级状态。二者的能级差 E1/2−E−1/2=rhB$_0$,rhB$_0$(=h/2π)是一个常数。

MR 的能量吸收只能在垂直于静磁场 B$_0$ 的横向上查出来。因为横向上的磁化矢量 M$_{XY}$ 具有时间依赖性,按照法拉第感应定律,M$_{XY}$ 在进动过程中切割静磁场 B$_0$ 的磁力线,可在接收线圈上感应出相应的电压。与此相反,在热运动平衡状态下的纵向磁化矢量是静止的,它不切割磁力线,因而不产生感应电流。当施加 RF 磁场 B$_1$ 时,随着氢质子自旋进动的同步旋转,即会产生横向磁化矢量(图 3-4)。射频磁场 B$_1$ 垂直于静磁场 B$_0$,其作用是旋转磁化矢量 M 偏离静息状态,M 在纵向上逐渐缩短,在横向上逐渐延长。如果射频磁场 B$_1$ 施加的时间足够长,净磁化矢量 M 可俯垂 90°,在横向上垂直于静磁场 B$_0$ 而不断转动。旋转角度 θ 称为 RF 偏转角,θ=γB$_1$T$_2$,该公式中 B$_1$ 是射频磁场的大小,T 是施加的时间。由此可见,RF 偏转角度可通过 B$_1$ 磁场的强弱与施加时间加以控制。

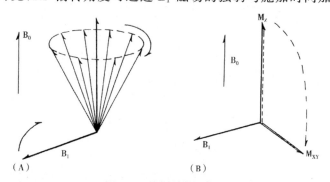

图 3-4　磁化矢量示意图

从图 3-4(B)可以看出,在射频磁场 B$_1$ 的作用下,磁化矢量 M 开始转动,随着时间的延长 M 在横向上逐渐增大,从原来的 Z 轴上向 XY 平面贴近(图 3-5)。

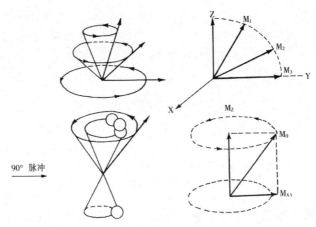

图 3-5　磁场形成示意图

(1)射频磁场 B_1 是以无线电波的频率提供的,所以又称为射频脉冲。施加射频脉冲会使氢质子旋转在同一相位上,称为同步。同步化可以看做净磁化矢量 M 在静磁场 B_0 中的相对性同步转动。

(2)控制射频磁场 B_1 的幅度与时限,可准确地控制 M 与静磁场 Z 轴(纵轴)的夹角,使之转至90°、180°或其他角度(图 3-6)。

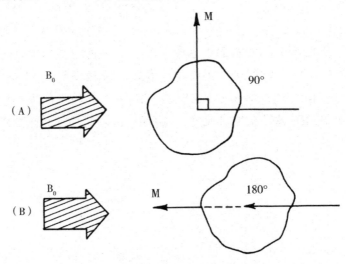

图 3-6　磁场形成示意图

(3)使磁化矢量 M 产生 90°或 180°转动的射频脉冲分别称为 90°脉冲或 180°脉冲。

(4)磁化矢量的转动角度可以通过 Larmot 公式加以计算,即 $V_1 = \frac{1}{2\pi}\gamma \cdot B_1$。

这个公式说明在激发脉冲后磁化矢量的进动过程,V_1 是旋进的频率,B_1 是射频脉冲的幅度。在单位时间内(tp)磁化矢量转动的周数为 rB_1tp,每周 360°,所以磁化矢量的转动角度为 $\theta = \dfrac{\gamma}{2\pi} B_1 tp \cdot 360°$。根据标准射频频率的理论,一个长度为 t 的射频脉冲可以覆盖其频率范围的 1/2,也就是说,100 μs 脉冲可以覆盖 5 kHz。

总之,施加 90°、180°或其他角度的射频脉冲后,人体组织内受检部位的氢质子因接收了额外的电磁能,其磁化矢量偏离了静磁场的方向而转动 90°或 180°,部分处于低能级的氢质子因吸收了能量而跃迁到高能级状态。这一接收射频磁场电磁能的过程就称为 MR 的激励过程。在激励过程中氢质子吸收了额外的电磁能,由低能级升入高能级,从而进入了 MR 的预备状态。

四、射频脉冲停止后的氢质子状态

一旦 RF 磁场 B_1 停止,净磁化矢量 M 就仅受静磁场 B_0 的作用,并环绕着 B_0 进动。如果在静磁场 Y 轴方向上安置一个线圈,净磁化矢量 M 在盘旋转动时必将在该线圈中感应出一个 AC 电压,$V = M_{XY}° Cos\, \omega t_2$,该公式中 $M_{XY}°$ 是 90°射频脉冲中止时横向上的磁化矢量,t 是从 90°盘旋转动至电压测量时的间隔,由此引起的信号强度是一个余弦,其大小与磁化矢量呈正比,其频率相当于 Larmor 频率。当横向磁化矢量从缩短至消失,信号也衰减至零,这种衰减呈指数衰减,需要恒定的时间 t_2*,与此同时线圈上测出的电压也递减至零。因此,感应电压比较准确的表达公式应为:$V = M_{XY}° e^{-t/t_2} * Cos\, \omega t_2$。上述现象称为"自由感应衰减"或称 FID 信号。无论吸收或释放电磁能,都必须在 Larmor。共振频率的特殊条件下才能进行。氢原子核等在 Larmor 共振频率条件下这种电磁能的吸收与发射过程,就是 MR。

如果知道静磁场 B_0 的场强大小,即可计算出 Larmor 共振频率,Larmor 方程式为 $\omega_0 = \gamma B_0$,即共振频率(MHz)= γ · 静磁场场强(T),式中,ω_0 为共振频率(MHz);B_0 为静磁场场强(T);γ 为一个常数,称为旋磁比,氢原子核的旋磁比为 42.58 MHz/T_2。以超导型 MR 扫描机为例,当静磁场场强为 0.5 T 时,$\omega_0 = 42.58 × 0.5 = 21.3\ MHz$;当场强为 1.0 T 时,$\omega_0 = 42.58 × 1.0 = 42.58\ MHz$;当场强为 1.5 T 时,$\omega_0 = 42.58 × 1.5 = 63.9\ MHz$。上述频率非常接近于自动电话机与民用无线电收音机的波频,因此通常称 B_1 磁场为射频磁场,称产生这一波频的线圈为 RF 线圈。

对 MRI 来说,Larmor 方程有以下实用价值。

(1)静磁场场强的大小决定了 MR 扫描机工作时所需要的射频频率,静磁场场强与共振频率之间呈线性关系(表 3-1)。

表 3-1　氢原子核在不同静磁场中的共振频率

MR 扫描机的场强(T)	共振频率(MHz)
0.15	6.4
0.3	12.8
0.5	21.3
0.6	25.5
1.0	42.6
1.5	63.9
2.0	85.3

(2)除氢核子外还有某些核子亦可产生 MR,但其旋磁比有所不同(表 3-2)。

表 3-2　某些顺磁性物质的旋磁比

原子核	旋磁比 γ(MHz/T)
^1H	42.58
^{19}F	40.05
^{31}P	17.23
^{23}Na	11.26
^{13}C	10.76

(3)静磁场的微小变化将使共振频率发生相应的微小变化,梯度线圈产生的微小磁场叠加在静磁场上,会引起频率与时相的微小变化,通过频率编码与相位编码,可以确定每一个像素的空间位置,这是 MRI 的基础。

当射频磁场 B_1 中断时,激励过程即告完成,弛豫过程随之开始,受激励的氢质子将释放出它们吸收的能量,重新回到静磁场原先排列的平衡位置上。在回返过程中转动的净磁化矢量 M 将感应出一个电磁波,通过接收线圈检测出来,就是呈指数衰减的 MR 信号。

总而言之,激励的氢质子释放能量并回返原先排列方位的过程就称为弛豫。释放的能量以无线电磁波的形式发射出来,是 MRI 的基础(图 3-7)。

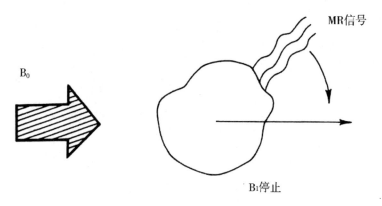

图 3-7　MRI 的基础

弛豫过程伴随着能量释放，只有在发射频率与吸收频率相同的条件下，即在 Larmor 共振频率时吸收的能量才能释放出去。能量释放会伴发下列情况：①射频线圈可兼做天线接收器（接收线圈），释放的能量以无线电波的形式发射，被接收线圈接收并记录成 MR 信号；②能量不可逆性地散布于人体周围组织"晶格"中，化为热量或诱发分子运动（T_1 弛豫）；③能量可逆性地转移到其他正在共振的氢质子上，使其相位的一致性丧失（T_2 弛豫）。

射频线圈（接收线圈）只能记录与静磁场 B_0 方向垂直的能量成分；与静磁场 B_0 平行的能量成分因变化太慢，不能在 RF 线圈内诱发出有意义的 MR 信号。受检部位每个小的组织体素（容积）所发出的 MR 信号均有细微的差异，利用梯度磁场的频率编码与相位编码方法，足以破译出 MR 信号的细微差异，通过傅立叶转换，可将组织内每个 MR 信号的位置及强度计算出来，并重建成电视屏幕上的亮点，信号越强则亮点越白。

净磁化矢量 M 回返的过程由两个时间常数所决定，分别称为 T_1 弛豫时间与 T_2 弛豫时间。净磁化矢量先从静磁场 B_0 的垂直面上开始衰减，称为横向弛豫（T_2 弛豫）；继之逐步返回静磁场 B_0 的方向，称为纵向弛豫（T_1 弛豫）。

净磁化矢量 M 在弛豫过程中是不断转动的，在垂直于静磁场 B_0 的 XY 平面上转动的半径越来越短（T_2 弛豫），在平行于静磁场 B_0 的 Z 轴上逐渐延长（T_1 弛豫）。

在 MR 技术中仍然沿用横断面（轴面）、冠状面及矢状面代表人体的三维空间。Z 轴代表静磁场 B_0 的磁力线方向，人体进入磁体圆孔腔内，组织形成的净磁化矢量 M_0 与 Z 轴平行，这一过程需时几秒钟。施加 $90°$ 射频脉冲后，净磁化矢量 M 偏转 $90°$，在 XY 平面上转动（M_0）。$90°$ 脉冲中断后弛豫开始，此后随着弛豫时间的延长 M_{XY} 缩短，而 M_Z 延长，如图 3-8、图 3-9 所示。

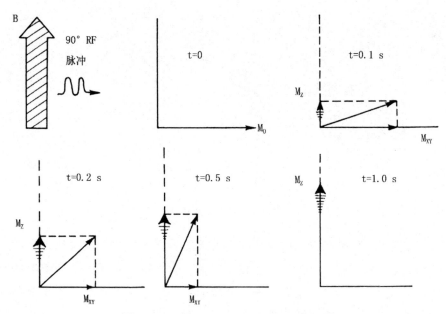

图 3-8 弛豫过程中 M_{XY}、M_Z 与时间的关系

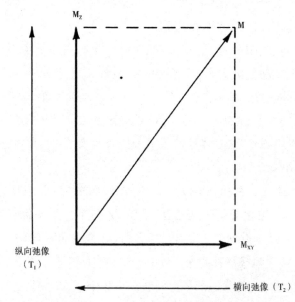

图 3-9 T_1 弛豫与 T_2 弛豫的方向

弛豫过程中纵向磁化矢量的增长（T_1 延长）与横向磁化矢量的缩短（T_2 缩短）均呈指数函数关系，在一定的静磁场中 T_1 与 T_2 是两个时间常数。

T_1（纵向弛豫）……$M_2 = M_0 (1 - e \frac{t}{t_1})$

$$T_2（横向弛豫）\cdots\cdots M_{XY}=M_0 e \frac{t}{t_2}$$

90°脉冲后净磁化矢量 M 与静磁场 B_0 呈 90°，此时 $M_1(M_Z)$ 成分为 0；纵向弛豫开始后 M 矢量偏转，并回返至平衡状态，此时 $M_1(M_Z)$ 最长并与静磁场 B_0 的方向平行。$M_1(M_Z)$ 方向上的纵向弛豫过程呈指数增长曲线，其特征性的时间常数 T_1 在 MR 学上被定义为从零增长到 $1-1/e$ 所需要的时间，即从零到达其最终最大值 63% 所需要的时间。

T_2 弛豫代表 90°脉冲之后在均一静磁场 B_0 中共振氢质子脱离相位（丧失相位一致性）所需要的时间。90°脉冲中断的瞬间，M 矢量的 $M_Z(M_{XY})$ 成分最大，弛豫开始后横向上的 $M_Z(M_{XY})$ 成分向零递减，达到平衡状态时横向磁化矢量 $M_Z(M_{XY})$ 不复存在，此刻共振质子间的相位一致性丧失殆尽。$M_Z(M_{XY})$ 递减过程也是一个指数递减曲线，其特征性的时间常数 T_2 在磁共振学上被定义为最大值递减至 $1/e$ 所需要的时间，即从最初最大值到达 37% 所需要的时间（图 3-10）。

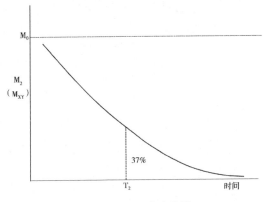

图 3-10 　T_2 弛豫曲线

T_1 弛豫方向平行于外磁场 B_0 方向，在此过程中能量从共振氢核向周围晶格中散失。T_2 弛豫方向垂直于外磁场 B_0，在此过程中不涉及从共振氢核向周围晶格的能量散失，共振质子失去相位的一致性，共振核之间有彼此的能量交换，但无能量丢失。T_1 与 T_2 弛豫过程是理解人体组织 MRI 的关键。目前 MRI 中常见的 T_1 与 T_2 加权像即表现了组织的 T_1 与 T_2 弛豫特征。

T_1 弛豫即纵向弛豫，又称为"自旋-晶格弛豫"。RF 脉冲使氢原子核吸收能量而处于激励状态；激励的氢原子核必须将它们吸收的过多的能量逸散于周围的环境即分子晶格中，才能重新回返原来的平衡状态，所以这一弛豫过程称为"自旋-晶格弛豫"。回返到平衡状态也需要一个激发的射频磁场，引起自旋-晶格弛豫的射频磁场是由周围环境中的原子核晶格提供的,又称为晶格磁场。晶格磁场最常见的来源是周围组织中磁核产生的偶极磁场,例如在水分子中有2个氢原子核,其中一个氢核产生一个小磁场,并影响邻近的另一个氢质子,这就是一个偶极磁场(图3-11)。晶格磁场的波动频率必须与激励氢质子的进动频率相一致,也就是在Larmor共振频率的条件下才能激发氢质子释放它们吸收的能量,从而回返到原来的平衡状态。在液体中晶格磁场的波动是由分子盲目的热运动(布朗运动)引起的。

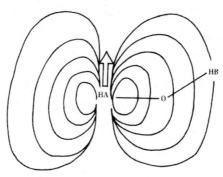

图 3-11　偶极磁场示意图

分子重新定向的平均速率与分子的大小有关。小分子(如水)比大分子(如脂质)重新定向要快得多,巨大分子(如蛋白质或DNA)重新定向则十分缓慢。在适当的MR场强中,中等大小的分子如脂肪分子,其转动频率最接近于Larmor进动频率,因此脂肪质子的弛豫比水分子要弛豫得快;而水分子的平均转动频率远远大于氢质子的进动频率,所以水分子弛豫相当缓慢。巨大分子如蛋白质的转动频率比氢质子的进动频率缓慢得多,所以蛋白分子弛豫得相当缓慢。进动频率与外加静磁场的场强成正比,所以,T_1弛豫时间还具有场强依赖性。

分子弛豫快其T_1弛豫时间就短,例如,脂肪的T_1为几百毫秒,而纯水的T_1为3秒。在共振频率(ω_0)中弛豫率与晶格磁场的场强成正比,因此,Larmor频率的变化势必改变组织的弛豫时间。外加静磁场场强增大会使共振频率ω_0增大,组织的弛豫时间也随之延长(长T_1)。

游离水弛豫缓慢(长T_1与长T_2),但生物组织中的水却弛豫得相当快,T_1弛豫时间仅为几百毫秒。为了解释这一现象,有人认为组织中的部分水分子吸附在蛋白质分子的表面上,形成结合水(图3-12)。由于蛋白大分子的牵扯结合水的运动速度缓慢下来,比较接近于Larmor进动频率,因而弛豫增快,T_1值得以缩短。正常组织中的游离水与结合水处于一种快速的动态平衡状态,在病理情况下这种快速动态平衡发生紊乱,例如肿瘤及邻近的水肿区,其结合水释放,游离水增加,因而呈长 T_1 与长 T_2 信号。

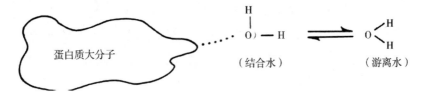

图 3-12 组织中水分子的两种形式:游离水与蛋白结合水

表 4-3 列出了在 1.4 T 场强中各种组织的弛豫时间,从中可见胼胝体、白质的 T_1 值明显短于脑灰质;因为白质中的含水量明显低于灰质。

表 3-3 场强为 1.4T 时各种脑组织的弛豫时间

脑组织	T_1 值(ms)	T_2 值(ms)
壳核	747±33	71±4
尾状核	822±16	76±4
丘脑	703±34	75±4
皮层灰质	871±73	87±2
胼胝体	509±39	69±8
半卵圆中心白质	515±27	74±5
内囊	559±18	67±7
脑脊液(侧脑室)	190±353	250±3

T_2 弛豫即横向弛豫,在此过程中不存在能量从氢原子核向周围晶格中的转移,但激励氢核与静息氢核之间彼此交换能量,也就是说,处于静息状态的氢核吸收了激励氢核释放的能量。横向磁化矢量丧失的速率决定着 T_2 弛豫时间的长短。横向磁化矢量之所以丧失,是由于氢核之间相互作用使其磁动量丧失了位相上的一致性。在一个理想的均匀磁场中,所有氢核的进动频率应当相同并保持位相的一致性。但外加静磁场都不够均匀,人体组织的固有晶格小磁场也不够均一,这就导致了磁场的不均匀性,后者使氢核以略有差异的速率进动,共振频率的差异会越来越大,必然引起位相一致性的丧失及横向磁化矢量的丧失。T_2 弛豫时间就是指人体局部小磁场横向磁化矢量丧失所需要的时间,它主要与人体组织的固有小磁场有关。大分子比小分子的 T_2 弛豫快,因为大分子重新定向比较缓慢。结合水(与巨大分子如蛋白质紧密结合)的进动速度接近于 Larmor 共振频率,所以 T_2 弛

豫快,但比 Larmor 共振频率慢得多的巨大分子其 T_1 弛豫慢。与 T_1 相比 T_2 对外磁场的大小不那么敏感。在生物组织中 T_2 的波动范围为 50～100 毫秒。游离水的 T_2 值比结合水长得多,病灶处 T_2 值延长显然与游离水/结合水比率增大有关,肿瘤、梗死、炎症及其水肿区内游离水比例高,所以呈长 T_2 高信号。

如果不检测自由感应衰减,可以另外观测"自旋回波"。众所周知,在一个 90°脉冲之后一定的时间(T_2)内,MR 信号应衰减殆尽,这段时间即所谓自旋-自旋弛豫时间,或称为横向弛豫时间。但实际上横向磁化矢量的衰减速度比自由感应衰减速度快得多,即 T_2^* 值比 T_2 值短得多,T_2^* 就是所谓的实际横向弛豫时间。造成横向弛豫速度加快的主要原因是外加静磁场的空间不均匀性。由于静磁场场强在空间上不太均匀,人体不同部位的氢质子实际上是在略有差异的不同的场强条件下自旋,其进动频率自然也会略有差异。这样一来,必然加速自旋氢质子丧失其位相上的一致性,因而横向磁化矢量的实际缩短速度比单纯的 T_2 弛豫速度要快。世界上迄今尚未制造出理想的完全均匀的静磁场,为了克服磁场空间不均匀性带来的弊端,物理学家在 MR 技术中创用了 180°射频脉冲。在 90°脉冲后一定时间内(t),再施加一个 180°射频脉冲,在 t(ms)后(即所需时间 t＝90°脉冲后 2t)可以重建位相的一致性(重聚焦),这样一来,因静磁场空间不均匀而失去位相一致性的核,又回到彼此一致的位相上,并能从这一过程中记录下 MR 信号,故称为回波。2t 也称为回波延迟时间(TE)。

为了更好地理解这一物理过程,可以参看图 3-13。A 代表 90°脉冲后即刻的横向磁化矢量(t_1＝0),B 代表 t_1＝t 时的横向磁化矢量。此时该矢量已进动了许多圈,并呈扇形散开于不同的方位上,有的进动快(F),有的进动慢(S),此时围绕着 Y 轴施加一个 180°射频脉冲,企图将脱离位相一致性的各个横向磁化矢量驱赶到镜面像的位置上,这样一来进动快的横向磁化矢量 F 又回过头去尾随进动慢的横向磁化矢量 S,向相反的方向进动。显然,再经过 t(ms)那些自旋进动快的氢质子(F)会追上那些自旋进动慢的氢质子,同时回返到 90°脉冲后一致的位相上(C),这是人为创造的一个"自旋回波"(SE)。从 90°脉冲开始至回波完成之间的时间间隔就是所谓"回波时间"(TE)。

自旋回波形成的过程像一场独出心裁的赛马。t_1＝0 相当于比赛开始,所有的参赛马都排列在起跑线上。比赛开始后 t_1＝t,每匹马按自己的速度拉开了距离,快马(F)跑得远,慢马(S)跑得近。此时一声回跑令,马匹均按原速回返,t_1＝2t 时快马、慢马几乎同时回到起跑线。

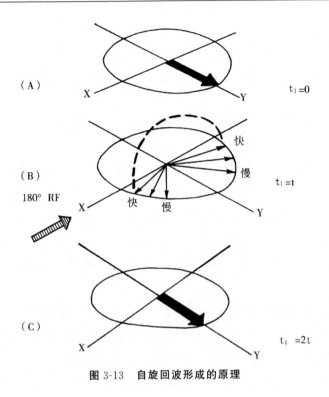

图 3-13　自旋回波形成的原理

第二节　磁共振成像的适应证与禁忌证

MR 扫描主要使用强磁场与射频脉冲,目前使用的磁场强度为 0.15～2.00 T,相当于 1 500～20 000 Gauss。使用强磁场的目的是使人体组织内的原子核磁化。使用射频脉冲的目的是给予磁化的原子核一定的电磁能。人体原子核接受了电磁能在弛豫过程中又释放出来,并形成 MR 信号,电子计算机将 MR 信号收集起来,按强度转换成黑白灰阶,按位置组成二维或三维的形状,灰阶与形状最终组成 MR 图像,供临床诊断与分析。由此可见,磁共振检查不像 CT 扫描那样要受到 X 线的辐射损伤,它是一种崭新的无创性的影像学检查手段,对患者既安全又可靠,不会造成任何损害。

一、患者受检前的准备

在进入强磁场检查室之前,医师应对患者做适当的解释工作,以消除其思想顾虑。

(1)详细询问现病史与既往史,结合申请单上临床医师查出的症状、体征、实验室检查及拟诊,确定扫描部位及层面选择,以便有的放矢地查出病变的部位、范围与性质。

(2)询问并检查患者是否有心脏起搏器、神经刺激器、人工心脏瓣膜、眼球异物及动脉瘤夹,发现这些物品者不要进行检查。

(3)进入检查室以前取下患者身上的一切金属物品,如假牙、发卡、戒指、耳环、钥匙、钢笔、手表、硬币等,这些物体会造成金属伪影,影响成像质量。信用卡、磁盘、磁带也应取下,否则会发生去磁损坏。检查眼部前应洗掉眼影等化妆品,检查盆腔应取出妇女卫生巾及避孕环,否则也会因伪影而影响诊断。

(4)幼儿、烦躁不安与幽闭恐惧症患者应给予适量镇静剂,如水合氯醛、地西泮等。

(5)使患者尽量舒适地平卧在检查台上,盖上棉毯以保持温暖。

(6)预先向患者解释检查过程中的一些现象,如梯度场启动会有噪声,使患者能安心静卧,平稳呼吸,如有不适可用话机与医师交谈。

(7)中风、脑瘤伴颅内高压者应先采取降颅内压措施,否则患者仰卧会因喷射性呕吐而造成窒息与吸入性肺炎。由于检查时间较长,为预防意外,可侧卧位扫描。

二、安全性问题

由于 MR 采用强磁场,在使用过程中需特别注意以下几个问题。

(1)医用 MR 扫描仪的场强均在 2.0 T 以下,对人体并无有害的生物学效应。虽然梯度磁场引起的场强变化可使受激励组织发生生物电流感应,但电流强度十分微弱,远远低于能够刺激心脏、神经细胞与肌肉纤维所需要的强度。目前认为,外磁场强度应限制在 2.0 T 以下,启动梯度磁场应限制在 3.0 T/s 以下,射频脉冲的功率应限制在 0.4 W/kg 以下。

(2)即使微弱的磁场也足以造成心脏起搏器及神经刺激器失灵,因此带有上述装置者禁止进入磁共振室。

(3)在强磁场内的射频脉冲可使受检组织与植入体内的金属物体温度轻微上升。较大的金属物,如人工髋关节与哈氏棒,具有导电性,温度可上升 $1\sim2\ ^\circ\mathrm{C}$。

(4)动脉瘤夹含镍量较高,在强磁场中会产生较大的扭矩,有导致动脉瘤破裂的危险。

(5)迄今尚未发现医用 MR 设备引起人体基因的变异或婴儿发育障碍,但检查妊娠期妇女应十分慎重,一定要做 MR 者应尽量减少射频次数及发射时间。

(6)心电监护仪、人工呼吸机、心脏起搏器等抢救设备不能进入强磁场的检查室,因此危重患者应避免在抢救期受检。

(7)超导型 MR 扫描仪采用液氦与液氮制冷,密封管道一旦漏气,氦气上升,氮气下沉,使正常空气层逐渐变窄,影响患者的氧供,应随时注意检查。

三、中枢神经系统 MR 检查的适应证

中枢神经系统位置固定,不受呼吸、心跳、胃肠蠕动及大血管搏动的影响,运动伪影很少,而 MR 又无骨质伪影的干扰,所以 MR 扫描对脑与脊髓病变的效果最佳。总起来说,中枢神经系统的器质性病变往往都有相应的 MR 特征,有的表现为形态学改变,有的表现为信号异常,有的形态与信号均有改变,结合病史、临床改变与化验检查,大多数病例可以做出定位与定性诊断。

(一)脑血管病变

(1)缺血性中风如动脉粥样硬化性脑梗死、腔隙性脑梗死、分水岭脑梗死等,MR 扫描均比 CT 扫描敏感而特异。MR 扫描对显示出血性梗死有独特的价值。

(2)出血性中风如大灶性脑出血、小灶性脑出血、脑叶出血、蛛网膜下腔出血、硬膜外血肿、硬膜下血肿等,MR 扫描均可显示。在高场强条件下 MR 扫描能显示血肿内含氧血红蛋白、脱氧血红蛋白、正铁血红蛋白、含铁血黄素等生化改变,能将血肿进行准确的分期诊断。

(3)双重性中风,既有脑出血又有脑梗死,在 MR 扫描上显示得最清楚。

(4)脑动脉瘤、动静脉畸形均表现为流空血管影。MR 扫描能显示 DSA 与 CT 检查均不显影的隐性血管畸形,尤其是海绵状血管瘤。

(5)静脉窦血栓形成在 MR 扫描上可以确诊。

(二)感染与炎症

各种细菌、病毒、真菌性脑炎与脑膜炎,结核性脑膜炎与肉芽肿在 MR 上均可显示,注射顺磁性对比剂 Gd-DTPA 对定性诊断更有价值。对弓形体脑炎、脑囊虫病、脑棘球蚴病可做定性诊断,并能分期分型。

(三)脑部退行性病变

MR 扫描显示皮质性、髓质性、弥漫性脑萎缩优于 CT 扫描。MR 扫描能诊断原发性小脑萎缩与橄榄桥脑小脑萎缩。MR 扫描能显示动脉硬化性皮质下脑

病、阿尔茨海默病与鞘磷脂沉积病、亨廷顿舞蹈病、肝豆状核变性、亚急性坏死性脑脊髓病、CO 中毒、霉变甘蔗中毒、甲状旁腺功能减退及 Fahr 病。MR 扫描能显示帕金森综合征、Shy-Drager 综合征、运动神经元病的异常铁沉积。

(四)脑白质病变

MR 扫描对诊断多发性硬化、视神经脊髓炎、Balo 同心圆性硬化、弥漫性硬化有重要价值。MR 扫描可确诊异染性脑白质营养不良、肾上腺皮质营养不良等髓鞘发育障碍。

(五)颅脑肿瘤

脑瘤在 MR 扫描上有形态学与异常信号两种改变,除占位效应外多数脑瘤呈长 T_1 与长 T_2 信号。脂肪瘤与含三酸甘油酯的胆脂瘤、畸胎瘤内有特征性的短 T_1 高信号。恶性黑色素瘤有特征性的短 T_1 短 T_2 信号。MR 扫描显示肿瘤内出血尤为敏感。注射 Gd-DTPA 可分辨胶质瘤的恶性程度,并能分辨瘤组织与水肿区。

(六)颅脑外伤

脑挫裂伤内的软化坏死与出血灶在 MR 上泾渭分明。外伤性脑内血肿、蛛网膜下腔出血、硬膜外或硬膜下血肿在 MR 上显影清晰且持时长久。

(七)脑室与蛛网膜下腔病变

MR 能显示室间孔与中脑导水管,因而易于分辨梗阻性或交通性脑积水。MR 显示蛛网膜囊肿、室管膜囊肿、脑室内肿瘤、脑室内囊虫、蛛网膜下腔囊虫等均很敏感。

(八)颅脑先天性发育畸形

MR 检查是显示发育畸形最敏感而准确的方法,如大脑或小脑发育不良、脑灰质异位症、胼胝体发育不良、神经管闭合障碍、Dandy-Walker 综合征、Chiari 畸形、结节性硬化、神经纤维瘤病等。

(九)脊髓与脊椎病变

从矢状面、轴面与冠状面上直接显示脊髓与脊椎(包括椎间盘)是 MR 的突出贡献。脊椎骨折、椎间盘损伤与脊髓受累的关系在 MR 扫描上一目了然。MR 扫描能对颈椎病进行分期与分型诊断。MR 扫描显示椎管狭窄、腰椎间盘病变、脊髓结核与转移瘤相当清楚。MR 检查直接显示脊髓空洞、脊髓动静脉畸形、髓内出血、硬膜下或硬膜外血肿、蛛网膜囊肿均很清晰。MR 扫描显示髓内与髓外肿瘤均优于 CT 扫描,还可显示肿瘤性脊髓空洞、瘤内出血与囊变,增强 MR 扫描可勾画出肿瘤侵犯的具体范围。

四、体部 MR 检查的适应证

MR 对软组织的分辨力明显优于 CT 检查,能直接显示血管结构,能显示铁质等顺磁性物质,能分辨脂质与含水组织,这是它在体部脏器与骨骼关节肌肉系统得以推广应用的基本优势。附加呼吸门控与心脏门控技术使磁共振可以检查肺脏与心脏,并提高腹部脏器的分辨力。但 MR 扫描时间长,检查腹部脏器时胃肠运动伪影造成的干扰较大。为提高肺脏与心脏的分辨率需加用较为复杂的门控技术以抑制运动伪影。因而腹部 MR 扫描在某些方面并不比 CT 扫描优越。

(一)五官与颈部病变

由于 MR 扫描的软组织分辨力高,可进行矢、冠、轴多方位扫描,又无骨质伪影的干扰,在检查眼部、鼻窦、内耳、鼻咽、喉与颈部病变方面比 CT 扫描优越;但在显示上述部位的骨质受累方面不如 CT。

(二)肺与纵隔病变

肺与纵隔的 MR 检查需加呼吸与心脏门控。由于 MR 扫描可行冠状与矢状面扫描,因而具备了常规X线的优点。由于 MR 扫描可行轴面扫描,因而具备了 CT 扫描的优点。像 CT 扫描一样,MR 扫描擅长显示肺与纵隔内的肿瘤与淋巴结肿大,MR 扫描还可直接分辨纵隔内的大血管与淋巴结。肺内炎症、结核、纤维化、肺大疱、胸腔积液、支气管扩张等病变,在 MR 扫描上均可显示。

(三)心脏与大血管病变

心脏与大血管 MR 检查需加心电门控。由于快速流空效应,心腔与大血管均呈无信号黑影,其内的肿瘤呈软组织影,其内的血栓呈正铁血红蛋白独特的高信号。MR 扫描可直接显示主动脉瘤、主动脉夹层动脉瘤等大血管病变。MR 扫描能直接显示肥厚性心肌病、充血性心肌病、缩窄性心肌病、心包积液及室壁瘤。急性与慢性心肌梗死区呈长 T_1 与长 T_2 异常信号。MR 扫描能显示风湿性心脏病瓣膜改变,并能显示前负荷与后负荷增加所致的继发性改变。对各种先天性心脏病变如室间隔或房间隔缺损、法洛四联症、马方综合征等病理改变在 MR 扫描上必须选择适当的层面才能显示。

(四)肝胆系统病变

MR 扫描能诊断肝囊肿、肝海绵状血管瘤、肝癌、肝转移癌。MR 扫描对鉴别海绵状血管与肝癌(包括转移癌)有特别重要的价值,少数 CT 扫描增强动态扫描难以确诊的海绵状血管瘤在 MR 扫描重 T_2 加权像上可以与肝癌明确地加以鉴别。MR 扫描诊断肝硬化可以借用 CT 扫描的所有标准,但 MR 扫描可以直接显示食道与胃的静脉曲张。MR 扫描在显示急性肝炎方面优于 CT,但诊断脂肪肝却不如 CT 扫描,因为脂肪肝内脂肪成分与含水成分的化学位移信号相互抵消,使信号变化反而减弱。

MR 扫描诊断急慢性胆囊炎可以借用 CT 扫描的诊断标准,T_1 加权像与 CT 扫描所见雷同。MR 扫描可鉴定胆囊浓缩胆汁的能力,有助于鉴别急性与慢性胆囊炎。MR 扫描显示胆囊癌与 CT 扫描类似。MR 扫描诊断胆石症似不如 CT 扫描敏感,CT 扫描胆石呈高密度,而 MR 扫描上胆石呈低信号。

MR 扫描显示梗阻性黄疸的作用与 CT 扫描相同,也能区分梗阻的部位,从而区分出低位梗阻性黄疸与高位梗阻性黄疸。胆道扩张在 CT 扫描上呈低密度,在 MR 扫描上呈长 T_1 长 T_2 异常信号。对肝内胆管扩张 MR 扫描优于 CT 扫描,因为 CT 扫描上扩张的胆管与肝内静脉皆呈低密度,而在 MR 扫描上肝内静脉呈流空低信号,而淤滞的胆管呈长 T_1 长 T_2 信号。

(五)胰脏病变

胰脏是 MR 检查中比较薄弱的环节,由于 MR 扫描时间长,胃肠蠕动伪影的干扰较大。胰脏周围为脂肪,其后有大血管,其前有含气肠腔,因而化学位移伪影的干扰也比较大。MR 检查可以沿袭 CT 检查的标准显示胰腺癌、胰岛细胞瘤、急性胰腺炎、慢性胰腺炎与胰腺假性囊肿,但并不比 CT 检查的影像清晰。

(六)肾脏与泌尿系统病变

肾脏周围为脂肪,后者呈短 T_1 高信号。肾脏为含水脏器,在与脂肪的交界面上因化学位移伪影,可勾画出肾脏的轮廓,在冠状面上尤其清晰。MR 扫描可以显示肾脏的肿瘤、囊肿、肾盂积水等 CT 扫描可以显示的病变。MR 显示输尿管与膀胱病变与 CT 扫描雷同,但显示结石并不优于 CT 扫描。

(七)盆腔病变

MR 扫描显示男性盆腔与女性盆腔病变均略优于 CT 扫描,因盆腔脏器不受运动伪影的干扰,MR 扫描又能直接区分流空的血管与肿大的淋巴结,因而盆腔肿瘤、炎症均显影清晰。

(八)关节肌肉病变

MR 扫描显示关节肌肉系统的病变明显优于 CT 扫描,对关节软骨与韧带损伤的显示更为其他影像学检查所无法比拟,因此关节肌肉病变的 MR 检查日益普及。

五、MR 检查的禁忌证

MR 采用高场强扫描成像,为防止发生意外,下列情况应视为禁忌证:①带有心脏起搏器及神经刺激器者;②曾做过动脉瘤手术及颅内带有动脉瘤夹者;③曾做过心脏手术,并带有人工心脏瓣膜者;④有眼球内金属异物或内耳植入金属假体者。

下述情况检查时应慎重对待:①体内有各种金属植入物的患者;②妊娠期妇女;③危重患者需要使用生命支持系统者;④癫痫患者;⑤幽闭恐惧症患者。

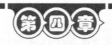

超声诊断基础

第一节 超声波的生物效应

一、超声生物效应的产生机制

超声波的安全性，一直是人们关注的热点。近年来，国内外学者对超声波生物效应的机制和安全性进行了大量的研究。目前认为，超声波生物效应的机制主要是热效应、空化作用和应力机制。

(一)热效应

当超声束通过组织介质时，超声波使介质中的分子振动，而产生摩擦力，在此过程中部分声能被吸收并转换成热能。产生的热量决定于产热和散热的平衡。发射超声的振幅、介质的声阻特征和声波的吸收系数控制产热的量，散热则取决于局部血流的灌注。

控制超声产热的因素包括热耐受、声学参数和组织特征。

引起产热的声学参数有探头的发射能量、发射频率、脉冲重复频率和聚焦等。组织对产热的影响主要是吸收和衰减系数。假设骨质的吸收系数为3 Np/cm，探头频率为3 MHz，中等程度的血流灌注，发射声能为30 mW/cm²时，骨质的温度可升高1 ℃。

人体在不同的生理环境下对温度升高有一定的耐受力。然而，动物试验表明，在迅速复制和分化细胞形成器官期间，胚胎和胎儿组织易于受到热损伤。温度升高2.5～5.0 ℃时，可能导致发育畸形和胎儿死亡。温度升高<1 ℃，持续时间很短时，对胎儿一般无任何损害。

(二)机械效应

声波在介质内传播时，会产生振动、辐射压和空化作用，影响作用于生物组织即产生机械效应。空化效应是超声在液体中引起的特殊的物理现象,在不同声场条件下,空化气泡的运动形式也各不相同。一般来说,在线性声场中,气泡随声场频率做小振幅波的球形脉动,这通常称为"稳态空化"。而在有限振幅波声场中,气泡进行多模式的复杂运动:随着声强的增加,首先会依次产生二次以上的高阶谐波;在声强达到一定阈值时,还会依次产生 1/2 次分谐波等;当声强更高时,气泡会发生剧烈压缩乃至泡壁完全闭合,此即为"瞬态空化"。此时,气泡将在瞬间产生各种局部极端效应(高压、高温、发光、放电、射流、冲击波等)可能造成生物组织的最大损伤。所以,在考虑与安全性相关的问题时,机械效应实际上主要是指空化效应。

与机械效应密切相关的声学参量主要是声压负压峰值,机械指数(MI)则是评价空化效应发生可能性和影响程度的主要参数,在声波频率不太高时,MI 与声波发射频率基本呈线性关系。

空化阈值是指液体出现空化现象的负压临界值。纯净不含气体的液体的空化阈取决于液体分子之间的内聚力所形成的结构强度,常温下水的结构强度为 -100 MPa。若液体内部存在气体(微小气泡,即空化核)时,空化阈值大大下降。在生物组织内,空化阈值还受许多因素影响而难以简单计算。现有资料表明,无空化核的状态下,人体软组织中的空化阈值约为 8 MPa,有空化核时约为 1 MPa。

近年来,随着超声造影技术的发展,高分子聚合物包膜微泡造影剂已经广泛应用于临床。这种微泡可作为空化核降低液体的空化阈值,为超声诊断安全带来新的隐患。幸好目前研究认为,这种微泡和以往的无包膜微泡(自由微泡)在声场下的行为有很大不同,安全性较高。这种现象产生的原因可能是因为高聚物包膜具有较好的弹性,要使其发生瞬态崩解需要很强的声压才行。

二、超声生物效应的影响

(一)对细胞结构和功能的影响

近年来研究表明:低强度超声通过空化产生的微流使细胞膜通透性增加,促进离子和代谢产物的跨膜扩散,引起细胞电生理和生化方面的改变,从而调节细胞信号传递、基因表达。在此基础上,采用超声破坏微泡的方法,其空化效应在瞬间产生的振动波使细胞膜表面出现可逆性小孔,大幅度增加细胞膜的通透性(声孔效应),外源基因因此能较容易地经细胞膜上的小孔进入细胞内,从而增强外源基因的摄取、转染和表达。

此外,超声波能够促进或者抑制细胞增殖,也可以诱导细胞凋亡,超声辐照剂量是主要影响因素。一般情况下,小剂量超声可以促进细胞增殖,大剂量则会出现抑制效应。而超声诱导凋亡可能有两种机制。①热效应:低强度超声被组织吸收后可产生少量热能,使其在不破坏酶的同时通过增强对温度变化敏感的酶的活性,促进细胞代谢;而较高剂量超声使组织细胞过热导致酶的活性破坏,抑制细胞代谢,从而影响基因表达,导致细胞凋亡。②空化效应:较高强度超声通过空化效应使细胞膜、DNA 和其他细胞结构损伤,抑制细胞增殖,诱导细胞凋亡。

(二)对生物大分子和细胞的效应

超声对生物大分子的影响已被证实,主要是超声被大分子吸收所引起。分子量 $>10^4$ 的大分子只记录到去极化作用,而没有腔化作用的发生。分子量 $<10^4$ 的大分子,只观察到腔化作用。分子量越大,越容易发生去极化作用。超声强度为 $3\sim5$ W/cm^2 时,显示水溶性的碱基发生降解。可能的机制是释放的自由基作用于碱基。在溶液中,20 mW/cm^2 的声强可以使 DNA 发生降解。根据超声照射条件的不同,溶液中的酶可以被激活或失活。

培养基中的细胞和微生物,在声波的作用下,可以显示细胞从功能失调到细胞破坏的全过程。细胞死亡的主要机制似乎是空化作用和热效应。在细胞分裂期细胞最易受损。超声照射同样可改变细胞表面的电荷、增加细胞膜对钾离子的通透性,并可引起细胞膜的结构崩解。声波作用诱发的超微结构的损伤可累及内质网、线粒体、溶酶体、微管和微丝。这些作用的最大可能的机制是空化作用、热效应和剪切力作用的结果。

(三)对组织、器官和各系统的影响

1.对眼睛的作用

动物试验超声所致的眼损伤包括晶状体浑浊、虹膜水肿、眼内压增高、玻璃体溶解、视网膜萎缩、视神经受损等。损伤的类型、部位和范围由多种因素决定,其中包括声强、时间-强度关系、照射的频率和超声的方式,如连续波和脉冲波等。这些作用的机制似乎是热效应。

2.对肝脏的作用

在哺乳动物的肝脏,实验性声波作用可产生多方面的损伤。这些损伤包括细胞的损害、超微结构的崩解,如线粒体的损害、DNA 的减少、RNA 的增加、脂肪的降解、葡萄糖的损耗等。重庆医科大学王智彪等经研究证明高强度超声照

射动物肝脏,聚焦区可出现肝组织块状坏死。

3.对肾脏的作用

声强在 1 W/cm² ,频率为 880 kHz～6 MHz,照射时间为 1 秒至 20 分钟,对肾脏的损害包括肾小球和肾小管的功能改变、出血、水肿和肾脏体积缩小等。热效应机制可能是其主要因素。

4.甲状腺

动物甲状腺在 0.8 MHz 频率,0.2～2.0 W/cm² 声强的作用下证实其摄碘率减低、滤泡减小和甲状腺素水平降低。

5.中枢神经系统

动物试验表明脉冲波超声可引起神经系统损伤和出血。哺乳动物的胚胎神经组织和白质较成年动物的神经组织和灰质易于受损。较低的声强和较长时间的照射可产生热效应,空化作用在高声强和短时间照射时产生。0.5 W/cm² 声强的连续波可以引起神经系统传导速度和动作电位的变化。

6.血液

足够的声强可以影响所有的血细胞,离体超声照射时其形态出现改变、水肿和聚集。红细胞经高声强照射后,显示红细胞功能减低、膜的通透性发生改变、表面抗原的丢失和氧合血红蛋白离解曲线的位移。白细胞则表现为吞噬细菌、溶解细菌和氧的利用能力下降。

7.胎儿发育的影响

许多学者对诊断用超声对胎儿发育的影响进行了研究,发现由于超声强度较小,无明显的不良反应,未导致胎儿生长迟缓、流产、胎儿畸形(骨、脑和心脏)和行为异常等。

第二节 人体组织超声成像

超声在人体组织中的传播,回声的强弱取决于两种介质的声阻之差、入射超声与界面的角度,并与组织成分有关。

现代超声诊断仪显示实时动态图像,二维超声显示动态切面图、M 型显示实时幅度-时间曲线、频谱多普勒显示实时频移-时间曲线。

一、二维超声成像

二维超声包括线阵、凸阵或相控阵（扇形）等为电子扫描，每秒成像 30 帧以上。探头发射多数扫描线，入射人体，快速扫描被检部位，每条扫描线遇不同声阻的组织界面产生反射、散射回声，由浅入深的回声按序显示在监视器上即成二维图像（图 4-1）。

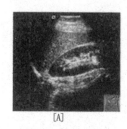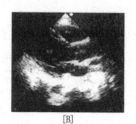

[A]   [B]

图 4-1 二维超声成像示意图

（一）正常人体组织及脏器的结构与回声规律性

正常人体组织从声学特性上分为 3 类：①人体软组织的声学特性（声速、声衰减等）与水近似属一类；②骨骼；③空气。

1.皮肤及皮下组织的回声规律

均为实性软组织，皮肤深部依次为皮下脂肪、肌肉；胸、腹部深层为胸、腹膜壁层及胸腹腔间隙；四肢及外周则深部为骨膜及骨骼。超声束在经过皮肤-皮下脂肪-肌肉-胸、腹膜壁层-胸、腹腔间隙等上述两种组织间的界面时，产生强弱不等的反射与散射，在声像图上显示界面回声，在一种组织内部根据组织声阻均匀性，决定回声的强弱。

2.实质性组织或脏器的回声规律

实质性脏器如肝、脾、肾、甲状腺、子宫、脑等脏器，表面均有致密的结缔组织包膜，内部结构均匀一致的组织回声弱，如脑及神经组织、淋巴结等；内部结构不均匀的各有一定结构特点，如肝脏呈楔形，外有包膜，内以肝细胞为主，有汇管区、门静脉、肝静脉、肝动脉、胆道各自成树枝状有序分布；超声束经腹腔间隙-肝包膜-肝实质-肝内管道之间的各个界面反射，肝内细小结构间有散射，显示肝声像图。肾脏声像图显示低回声的肾脂肪囊，较强回声的细线状肾包膜，低回声的肾皮质、锥体，较强回声的肾盏及肾盂与肾门。横纹肌由肌纤维、肌束组成，肌束外均有肌膜包裹，形成无数声阻不同的界面，回声明显不均匀。

3.含液体脏器的回声规律

含液脏器如眼球、胆囊、膀胱、心脏、血管等，结构特点为有实性组织为壁，壁厚薄不一,正常脏器壁整齐,腔内液体各脏器密度不一,尿液密度小,依次为胆汁、眼玻璃体(1.010 g/cm³)、血液(1.055 g/cm³)。胆囊、膀胱壁,由外向内为浆膜、肌层及黏膜层,腔内为声阻均匀的胆汁、尿液。经腹超声束先经腹壁各层-肝脏前-肝后缘-胆囊前壁-胆汁-胆囊后壁,声像图上分别显示各界面回声,腔内为无回声区(图 4-2)。心脏壁较厚,有特定的结构,腔内血液为较黏稠液体。超声束经前胸壁-胸腔间隙-右心室前壁(心外膜-心肌-心内膜)-血液-室间隔-血液-心后壁,各界面均有回声,血液通常为无回声,灵敏度高的仪器可显示血液中的极低回声。

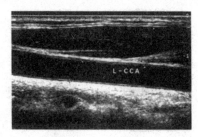

图 4-2　含液脏器声像图

正常左颈总动脉(L-CCA)显示动脉壁及腔内无回声区

4.含气脏器的回声规律

含气脏器如肺,肺表面有包膜、肺泡壁,肺泡内充气,超声束经胸壁、胸膜到达肺泡壁与气体交界处,因声阻相差悬殊,两者的声强反射系数为 0.998 9,即99.89%的能量被反射,几乎无能量进入肺内。回声能量在探头-空气之间往返反射多次,反射波在组织中传播能量逐渐衰减,声像图中显示距离相等(胸壁)的多次反射,回声强度逐渐减弱(图 4-3)。即超声不能穿透肺内气体,不能显示正常肺内结构及被正常肺遮盖的深部结构与病变。同理,胃、肠胀气时,超声亦无法显示胃肠深部组织。

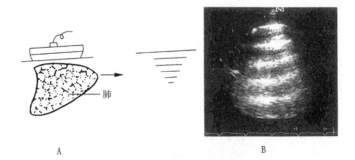

图 4-3　含气脏器的超声成像

A.为正常肺的多次反射示意图;B.为声像图

5.正常骨骼回声规律

正常骨由骨密质构成骨板,含钙质多,与周围肌肉声阻相差数倍,超声束经软组织-颅骨界面声强反射系数为 0.32,即 32%的能量被反射,二维图上显示强回声。骨板下为骨松质,由骨小梁交织排列成海绵状,超声进入骨松质后在海绵状结构中来回反射、折射,能量被吸收衰减,不能穿透骨骼(除头颅颞侧骨板最薄处外),骨骼后方无超声,称声影(图 4-4)。即超声不能显示骨组织的内部结构及骨髓腔,也不能显示骨骼后方的组织或脏器。

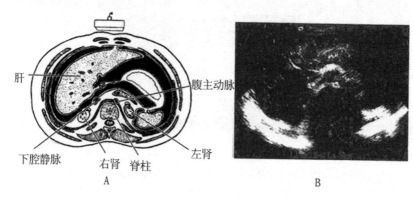

图 4-4　骨骼超声成像示意图

A.为骨组织结构示意图;B.为骨回声及声影的声像图

(二)病理组织的声学特性与回声规律

病理组织的声学特性可分为液性、实质性、钙化、气体。同一疾病在病程中不同时期的声学特性可不同,回声亦不相同,但不同疾病在病程中某一时期可能出现声学特性类似的病变,如肝脓肿早期炎症为实质性占位病变表现,声像图相似,肝脓肿化脓期为肝内液性占位病变,肝癌巨块型中心可液化、坏死、出血,超声图像显示亦为肝内液性占位病变。

1.液性病变

液性病变包括囊肿、积液、脓肿、液化等。单纯囊肿通常液体稀、壁薄、光滑,二维超声显示清晰无回声区,边界清楚,伴有光滑、较强线状回声,呈圆形或椭圆形(图 4-5)。积液可为浆液、黏液、血性液或脓液,为清晰或不清晰的无回声区,形状与所在部位有关。脓液与坏死液化如坏死完全为无回声区,坏死不完全则无回声区内常有多少不等的低回声,边界多不整齐,形态不规则。

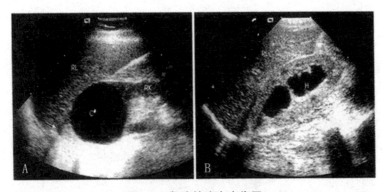

图 4-5　肾液性病变声像图

A.为肾上极囊肿;B.为中量肾积水。

RL:肝右叶;RK:右肾;C:囊肿;H:肾积水;箭头示侧壁声影

2.实质性病变

实质性病变,病理上可有水肿、炎性浸润、纤维化、瘢痕、肿瘤、结石、钙化、血栓、斑块等,可以发生在各种组织或脏器内。

(1)水肿:局部组织或脏器水肿,声像图显示局部组织增厚或脏器各径增大,内部回声较正常部位低。

(2)炎性浸润:轻度或慢性炎症超声图像可无异常,急性炎症常局部肿大,炎症局限时如脓肿早期,局部回声增多、增强伴分布不均匀。

(3)纤维化:纤维组织较致密,含胶原较多,声阻较大,在其他组织中有纤维组织增生或局部纤维化,声像图显示局部回声增强,但无声影。

(4)瘢痕:为胶原纤维组织收缩成瘢痕,超声显示局部斑块状强回声。大的瘢痕后方可有声影。

(5)肿瘤:占位性病变,有良性、恶性之分,多呈圆形。良性肿瘤多有包膜,内部结构多较均匀。超声显示有线状包膜回声,表面规则,内部回声多均匀。恶性肿瘤生长快,多无包膜,向周边浸润生长,小肿瘤多为实质性,稍大肿瘤内部有坏死、出血,超声显示肿瘤边界不平或有伪足样伸展,小肿瘤内部多为低回声,稍大者内部回声强弱不一。含液脏器如胆囊、膀胱壁发生肿瘤,多突向腔内(图 4-6)。

(6)结石:结石以胆道系统及泌尿系统多见,多含钙盐,超声显示强回声伴后方声影(图 4-7)。

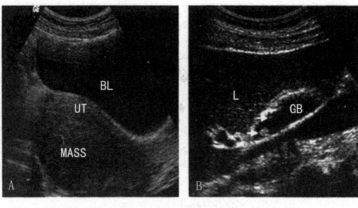

图 4-6　实性肿物声像图

A.为子宫内圆形实性肿物,内部回声均匀,图中 BL 为膀胱,UT 为子宫,MASS 为肿物;B.为胆囊内实性小突起(箭头所示),分别来自前、后壁,表面光滑。图中 L 为肝,GB 为胆囊

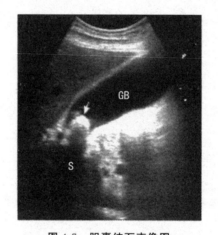

图 4-7　胆囊结石声像图

胆囊(GB)颈部有一强回声团(↓),边界清楚,其旁有数个小团,伴后方声影(S)

(7)钙化:钙盐沉积常可见于结核病灶、风湿性瓣膜病、肿瘤内、动脉粥样硬化斑块中。声像图表现局部回声明显增强并伴后方明显声影。

(8)血栓:可发生在心腔及血管内,由于血栓发生时间不同,内部组成成分不一,声像图显示早期新鲜血栓为很低回声,不易发现,陈旧血栓内有纤维增生或机化,回声明显增强。

(9)斑块:发生于动脉粥样硬化的血管壁,声像图显示斑块回声强弱不一(与组成成分有关),并向腔内突起(图 4-8)。

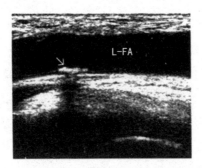

图 4-8 动脉斑块声像图

左股动脉(L-FA)后壁强回声为钙化斑块,伴后方声影

3.含气病变

(1)含气脏器内病变:肺内任何病变,位于肺边缘,表面无正常肺遮盖者超声均能显示,如肺脓肿、肿瘤等。肺外病变如大量胸腔积液将肺压缩萎陷,超声可穿过少气或无气(实变)的肺组织检查病变。胃内空腹时有气体影响检查,可饮水充盈胃腔后检查观察全胃,肠管亦可充液驱气后检查,不仅可显示胃、肠壁病变,还可显示胃肠后方的胰腺、腹膜后组织及输尿管等病变。

(2)含气脏器穿孔、破裂:胃肠穿孔,胃肠内气体逸出至腹腔,积存在腹腔的高位处,仰卧位可进入肝前间隙,左侧卧位进入肝右间隙,超声检查局部各肋间均显示气体,无肝脏回声,但在低位或改变体位后检查,肝位置正常,表明腹腔有游离气体,超声十分敏感。肺泡破裂,气体进入胸膜腔,超声无法与肺内气体回声区分。含气病变如巨结肠,肠管内充满气体,压力大,触诊似实性肿块,超声从前方(高位)或侧方检查均为强烈气体回声。

4.骨骼病变

骨骼(除颅骨颞侧外)诊断超声无法穿透。骨折即骨组织折断,即使是裂缝骨折超声可从裂缝中穿过,显示骨折线。骨质因病变被破坏如化脓性骨髓炎、骨肿瘤等,超声可显示病变的大小及声学性质及周围软组织受侵犯情况。

二、M 型成像

(一)M 型超声

以单声束经皮肤-皮下组织-胸膜腔-心包-心室壁-血液-室间隔-血液-二尖瓣-血液-心脏后壁,在两种结构界面处产生反射,自前向后形成一纵列回声点,随心脏的收缩、舒张而前后运动,此列在监视器上自左向右等速移动,使这列回声随时间展开成曲线。

(二)正常 M 型曲线

正常心脏各部位结构如主动脉、心房壁、心室壁、室间隔、二/三尖瓣、主/肺动脉瓣等运动曲线各有其特点,形态、幅度、速度不同,各曲线间的距离随心脏运动时相而变化。心脏收缩期右心室前壁及室间隔向后运动,左心室后壁向前运动,上述各曲线间距离变小,舒张期则相反。正常二、三尖瓣前叶呈细线样曲线,舒张早期开放最大,形成尖峰,随心室充盈迅速后退至半关闭状态,心房收缩又略开放并迅即关闭,形成第二峰(图 4-9A)。

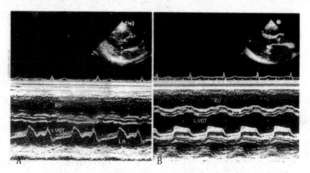

图 4-9 正常与异常 M 型超声心动图

A.为二尖瓣平面取样,正常 M 型曲线;B.为二尖瓣狭窄 M 型曲线。RV:右心室;IVS:室间隔;LVOT:左心室流出道;LA:左心房

(三)病理性曲线

各种心脏疾病受累的部位不同。风湿性心脏病常使瓣膜受损,增厚,纤维化,弹性明显减退,活动僵硬等。M 型超声显示二尖瓣曲线增粗,舒张期尖峰消失呈平顶、城墙样改变(图 4-9B)。心肌缺血时心室壁回声曲线幅度降低,速度下降;心脏扩大时室间隔与室壁间距离增大等。

三、超声多普勒成像

超声多普勒接收血流中细胞的散射信号频率,减去发射波频率,获得差频(频移),显示血流(血细胞)运动速度(由频移转换成的),称速度显示,以频谱曲线(PWD、CWD,一维)或彩色多普勒血流成像(CDFI,二维)方式显示。接收血细胞散射的能量成像,显示能量多普勒成像(PDI,二维)。

(一)正常血流显示

(1)速度显示:正常心脏及动、静脉内各部位血流速度有一定测值范围。超声多普勒可显示心脏、血管内血流速度、血流方向(动脉系统为离心性、静脉系统为向心性)、血流性质(层流),血流速度频谱曲线分析,心动周期中瞬间血流速度、加速度、减速度、血流持续时间等参数。

(2)能量显示:低速血流敏感性高,主要用于显示小血管、迂曲血管、正常脏器血管树及外周微小血管,不能显示血流方向。

(二)病理性血流显示

(1)血流方向异常:各瓣膜口反流、先天性心内外分流及动静脉瘘、窃血(为血管闭塞致远侧血流逆向)。

(2)血流性质异常:湍流产生于血流通过异常狭窄口,如瓣口狭窄、反流、分流、血管腔狭窄,PWD频谱曲线呈充填型,CDFI呈多彩镶嵌。涡流产生于血管腔突然膨大的部位,如动脉瘤及假性动脉瘤等,局部血流呈漩涡状。

(3)血流速度异常:频谱多普勒可显示在上述反流、分流及重度狭窄部位远侧血流速显著加快。在狭窄部位近侧血流速度缓慢,静脉血栓形成的远侧血流速度极慢。

(4)能量显示:可显示肿瘤内微小血管。

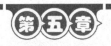

五官疾病CT诊断

第一节　眼部常见疾病CT诊断

一、眼部外伤

(一)眼部异物

1.病理和临床概述

眼部异物系常见眼部外伤,异物分为金属性(铜、铁、钢、铅及其合金)和非金属性(玻璃、塑料、橡胶、沙石等);眼部异物可产生较多并发症,如眼球破裂、晶状体脱位、眼球固缩、出血和血肿形成、视神经创伤、眶骨骨折、海绵窦动静脉瘘、感染等;临床表现多样。

2.诊断要点

金属异物CT表现为高密度影,CT值>2 000 Hu,周围可有明显的放射状金属伪影。非金属异物又分为:①高密度,如沙石、玻璃,CT值>300 Hu,一般无伪影;②低密度,如植物类、塑料,CT值为-199~+20 Hu(图5-1)。

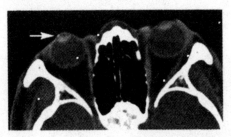

图 5-1　右眼异物

右侧眼角膜见小点状高密度影,临床证实为石头溅入

3.鉴别诊断

(1)眼内钙化:分为眼球内钙化和球后眶内钙化,多见于肿瘤、血管性病变,CT可见肿块影,可以区别。

(2)人工晶体:询问病史可以区别。

(3)眶内气肿:异物具有固定的形状,有助于区别。

4.特别提示

X线检查不易确定异物位于眼球内或眼球外,CT扫描能准确显示异物的部位、数目及其并发症,并能定位。对于密度同玻璃体相近的异物,CT扫描不能显示,MRI扫描显示良好。

(二)眼球及眶部外伤

1.病理和临床概述

眼球及眶部外伤包括软组织损伤和眼部骨折。前者以晶状体破裂和眼球穿通伤多见。晶状体破裂表现为外伤性白内障,视力下降或丧失;穿通伤致眼球破裂,最终致眼球萎缩,眼球运动障碍,视力丧失。后者以眶壁、视神经管骨折多见。

2.诊断要点

(1)晶状体破裂CT扫描表现为晶状体密度减低直至晶状体影像和玻璃体等密度而消失。

(2)穿通伤常伴局部出血(血肿)、少量积气、晶状体脱位、视神经损伤及眼球破裂等表现。

(3)眼眶骨折多发生于骨壁较薄弱部位,如眼眶内侧壁、眶底、眶尖、蝶骨大翼骨折等。表现为骨质连续性中断。

(4)CT扫描还可以确定眼内容物、视神经、眼肌、球后脂肪损伤情况及视神经管骨折情况(图5-2)。

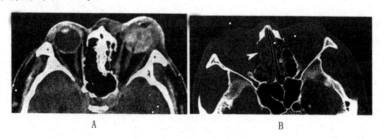

A   B

图5-2　眼球及眶部外伤

A.左侧眼球密度增高及球内可见少量气体,眼睑软组织肿胀。B.右侧眼眶内侧壁骨折,筛窦密度增高,内直肌挫伤肿胀

3.鉴别诊断

一般多有明确外伤史。正常眼眶内侧壁局部可为膜状结构,需与骨折鉴别,骨折时内直肌常表现挫伤改变。

4.特别提示

早期诊断眼部外伤情况,对决定治疗方法和预后很重要。CT 扫描能充分提供外伤信息。对于眼外肌和其周围纤维化情况 CT 扫描有时不能区分,MRI 扫描显示更好。

二、眶内炎性病变

(一)炎性假瘤

1.病理和临床概述

炎性假瘤病因不清,可能与免疫功能有关。本病男性多于女性,中年以上为主,一般为单侧发病,少数病例可以双侧发病。根据炎症累及的范围,可分为眶隔前炎型、肌炎型、泪腺炎型、巩膜周围炎、神经束膜炎及弥漫性炎性假瘤。也有人将炎性假瘤分为 4 型:弥漫型、肿块型、泪腺型和肌炎型。急性期主要为水肿和轻度炎性浸润,浸润细胞包括淋巴细胞、浆细胞和嗜酸性粒细胞,发病急,表现为眼周不适或疼痛、眼球转动受限、眼球突出、球结膜充血水肿、眼睑皮肤红肿、复视和视力下降等,症状的出现与炎症累及的眼眶结构有关。亚急性期和慢性期为大量纤维血管基质形成,病变逐渐纤维化,症状和体征可于数周至数月内缓慢发生,持续数月或数年。对激素治疗有效但容易复发。

2.诊断要点

按 CT 检查表现可以一般按后者分型:肿块型、肌炎型、泪腺型和弥漫型,以肌炎型和肿块型较为常见。肿块型表现为球后边缘清楚、密度均匀的软组织肿块,可以同时显示眼环增厚、眼外肌和视神经增粗、密度增高及边缘不整齐等改变;肌炎型表现为眼外肌肥大,边缘不整齐,常累及眼肌附着点,可同时显示泪腺肿大;泪腺型表现为泪腺呈半圆形、扁形、肿块状增大,边界清楚;弥漫型表现为眼外肌肥大和视神经增粗,且密度增高、眼环增厚,泪腺弥漫性增大,球后间隙密度增高,眶内各结构显示欠清(图 5-3)。

3.鉴别诊断

格氏眼病,表现为肌腹增粗,附着于眼球壁上的肌腱不增粗,常是双侧下直肌、上直肌、内直肌肌腹增粗,临床有甲状腺功能亢进表现。部分患者横断位扫描眼外肌增粗如肿块样,应行冠状位或 MRI 检查。

4.特别提示

临床激素治疗可以明显好转。

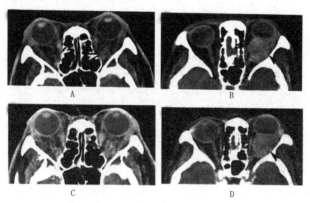

图 5-3 炎性假瘤

A、B.为弥漫型炎性假瘤,眼外肌肥大和视神经增粗,且密度增高、眼环增厚,泪腺弥漫性增大,球后间隙密度增高,眶内各结构显示欠清,增强扫描呈不均匀中等强化;C、D.为肿块型炎性假瘤,左眼眶球后视神经与外直肌间可见一肿块,边界尚清,增强扫描有轻度均匀强化

(二)眶内蜂窝织炎

1.病理和临床概述

眶内蜂窝织炎为细菌引起的软组织急性炎症,病菌多为溶血性链球菌或金黄色葡萄球菌。大多为鼻窦或眼睑炎症蔓延所致,或由于外伤、手术、异物及血行感染等引起。临床表现为发热,眼睑红肿,球结膜充血,运动障碍,视力降低,感染未及时控制,可引起海绵窦及颅内感染。

2.诊断要点

CT检查可以明确显示病变范围,区别炎症与脓肿。表现为眼睑软组织肿胀;眼外肌增粗,边缘模糊;眶内脂肪影为软组织密度取代,内见条状高密度影,泪腺增大;骨膜下脓肿表现为紧贴骨壁肿块,见小气泡影或环状强化(图 5-4)。

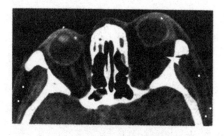

图 5-4 眶内蜂窝织炎

左侧球后脂肪密度增高,可见条状影及模糊改变,左侧眼睑肿胀、眼球突出

部分患者有眼球壁增厚,密度同眼外肌或略低,增强后病变明显不均匀强化。

发生骨髓炎表现为眶骨骨质破坏,伴骨膜反应,周围见不规则软组织。

3.鉴别诊断

眶内转移性肿瘤,发生在眶骨、肌锥内外、眼外肌,其中60％发生在肌锥外,20％为弥漫性,2/3患者伴有眶骨改变,临床有原发病史。

4.特别提示

眼部CT检查可以明确炎症范围、侵袭眼眶途径、观察疗效及有无颅内侵犯。MRI检查对诊断亦有帮助。

(三)格氏眼病

1.病理和临床概述

甲状腺功能改变可有眼部症状。仅有眼症状而甲状腺功能正常者称为眼型Graves病;甲状腺功能亢进伴有眼征者称为Graves眼病,多数Graves眼病有甲状腺功能亢进,甲状腺增大和眼球突出。病理改变眼外肌肥厚、眶脂肪体积增加,镜下表现为淋巴细胞、浆细胞浸润。临床表现:格氏眼病发作缓慢,有凝视、迟落等表现;严重者眼球明显突出固定,视力明显减退。

2.诊断要点

CT检查多数为对称性眼外肌增大,眼肌增大呈梭形,肌腹增大为主;边缘光滑清晰,以内直肌、下直肌较多累及(图5-5)。

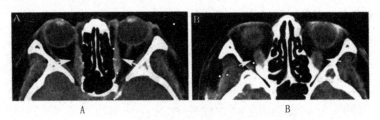

图5-5　Graves眼病

甲状腺功能亢进,眼球突出。A.双眼内直肌肌腹明显增粗(箭头所指),肌腱未

见增粗;B.双眼下直肌明显增粗(箭头所指)

视神经增粗和眼球突出,球后脂肪体积增加,显示清晰,眶隔前移,可与炎性假瘤鉴别。

少数患者表现为眶内脂肪片状密度增高影,泪腺增大,眼睑水肿,甚至视神经增粗等征象。

3.鉴别诊断

（1）炎性假瘤，主要是肌炎型假瘤需鉴别，表现为眼外肌肌腹和肌腱均增粗，上直肌、内直肌最易受累，眶壁骨膜与眼外肌之间脂肪间隙消失。

（2）颈动脉海绵窦瘘，有外伤病史，眼球突出明显，听诊及血管搏动音，增强扫描显示眼上静脉明显增粗，MRI斜矢状位可以清晰显示。

（3）外伤性眼外肌增粗，表现眼肌肿胀，常见眶壁骨折、眼睑肿胀等征象。

4.特别提示

CT检查和MRI检查均能较好显示增粗的眼外肌，但MRI检查更易获得理想的冠状面和斜矢状面，显示上直肌、下直肌优于CT检查，并可区分病变是炎性期还是纤维化期。

三、眼部肿瘤

（一）视网膜母细胞瘤

1.病理和临床概述

视网膜母细胞瘤是儿童常见肿瘤，90%见于3岁以下，单眼多见。该肿瘤起源于视网膜内层，向玻璃体内或视网膜下生长，呈团块状，常有钙化和坏死，病灶可表现一侧眼球内多发结节或两侧眼球发病。临床表现早期多无症状，肿瘤较大可出现白瞳征、视力丧失，晚期出现青光眼、球后扩散、眼球突出等。肿瘤常沿视神经向颅内侵犯，累及脉络膜后可远处转移。

2.诊断要点

CT检查表现眼球后半部圆形或椭圆性高密度肿块，大部分见不规则钙化或一致性钙化，钙化呈团块状、斑点状或片状，钙化亦是本病的特征表现（图5-6）。

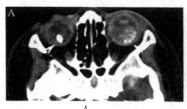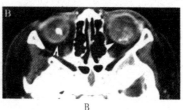

图 5-6　视神经母细胞瘤

患者女，4岁，发现左眼瞳孔内黄光反射来院就诊。CT检查可见双侧眼球内混杂密度肿块，其内有斑点状钙化。手术病理为视神经母细胞瘤（A为平扫，B为增强）

侵犯视神经时CT扫描显示视神经增粗，肿瘤非钙化部分CT增强扫描呈轻、中度强化。

3.鉴别诊断

(1)眼球内出血,多有外伤史,无肿块。

(2)眼球内寄生虫病,晚期一般为玻璃体内高密度影,CT 有时很难鉴别,B 超有助于区分钙化和寄生虫坏死后形成的高密度影。

4.特别提示

CT 扫描是诊断视网膜母细胞瘤的最佳方法,薄层高分辨率 CT 扫描对肿瘤钙化显示达 90%以上。CT 扫描和 MRI 扫描显示肿瘤的球后扩散较清楚,但 MRI 对于视神经和颅内转移及颅内异位视网膜母细胞瘤的显示率优于 CT 扫描。

(二)视神经胶质瘤

1.病理和临床概述

视神经胶质瘤是发生于视神经内胶质细胞的肿瘤,儿童多见,发生于成人具有恶性倾向,女性多于男性。本病伴发神经纤维瘤者达 15%～50%。

临床最早表现为视野盲点,但由于患者多为儿童而被忽视。95%患者以视力减退就诊,还表现为眼球突出,视盘水肿或萎缩。

2.诊断要点

视神经条状或梭形增粗,边界光整,密度均匀,CT 值在 40～60 Hu 之间,轻度强化,侵及视神经管内段引起视神经管扩大(图 5-7)。

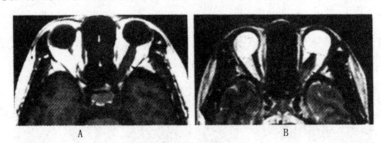

图 5-7 视神经胶质瘤

患者女性,39 岁,左眼视力减退 5 个月就诊,CT 显示左侧视神经明显梭形增粗,边界光整,信号基本均匀

3.鉴别诊断

(1)视神经鞘脑膜瘤:主要见于成年人。CT 扫描表现为高密度并可见钙化,边界欠光整;MRI 扫描 T_1WI 和 T_2WI 均呈低或等信号,肿瘤强化明显,而视神经无强化,形成较具特征性的"轨道"征。

（2）视神经炎：主要指周围视神经鞘的炎性病变，有时与胶质瘤不易鉴别。

（3）视神经蛛网膜下腔增宽：见于颅内压增高，一般有颅内原发病变。

4.特别提示

MRI检查容易发现肿块是否累及球壁段、管内段或颅内段；有利于区别肿瘤与蛛网膜下腔增宽，因此为首选检查方法。MRI增强扫描显示更好。

（三）皮样囊肿或表皮样囊肿

1.病理和临床概述

眼眶皮样囊肿或表皮样囊肿由胚胎表皮陷于眶骨间隙内没有萎缩退化形成，可不定期地潜伏，儿童期发病多见。临床表现为缓慢进行性无痛性肿物，伴眼球突出、眼球运动障碍等。

2.诊断要点

CT扫描表现为均匀低密度或混杂密度肿块，其内含有脂肪密度结构。常伴邻近骨壁局限性缺损，囊壁强化而囊内无强化。眼球、眼外肌、视神经受压移位。

3.鉴别诊断

应与泪腺肿瘤、组织细胞增殖症等病变鉴别。根据病变特征一般可以鉴别。

4.特别提示

CT扫描能很好地显示囊肿典型CT密度和骨质缺损，一般容易诊断。若CT扫描诊断困难，MRI能显示肿块信号特点，一般可明确诊断。

（四）泪腺良性混合瘤

1.病理和临床概述

泪腺良性混合瘤又称良性多形性腺瘤。见于成人，平均发病年龄40岁，无明显性别差异。多来源于泪腺眶部，肿物呈类圆形，有包膜，生长缓慢，可恶变。表现为眼眶前外上方相对固定、无压痛的包块，眼球向前下方突出，肿瘤生长较大时可引起继发性视力下降等。

2.诊断要点

CT扫描表现为泪腺窝区肿块，软组织密度，均匀，少见钙化，边界光整；泪腺窝扩大，骨皮质受压，无骨质破坏征象；明显强化。还可有眼球、眼外肌及视神经受压移位改变（图5-8）。

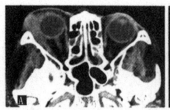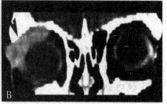

图 5-8　泪腺良性混合瘤

患者男性,52 岁,发现右眼眶外侧肿块 3 年,近来感觉有增大,CT 检查显示右侧泪腺区占位,呈等稍高均匀密度,边界欠清,眼球轻度受压移位。手术病理为泪腺良性混合瘤,有恶变倾向

3.鉴别诊断

(1)泪腺恶性上皮性肿瘤:肿瘤边缘多不规则,常伴有泪腺窝区骨质破坏改变。

(2)泪腺非上皮性肿瘤:形态不规则,一般呈长扁平形,肿块常包绕眼球生长。

4.特别提示

CT 扫描能较好地显示肿块的形态、边缘和眶骨改变,定性诊断优于 MRI 扫描。但 MRI 扫描在显示泪腺肿瘤是否累及额叶脑膜或脑实质方面具有优势。

(五)海绵状血管瘤

1.病理和临床概述

海绵状血管瘤是成年人最常见的原发于眶内的肿瘤,占眶内肿瘤的 4.6%～14.5%,发病年龄平均38 岁,女性占 52%～70%,多单侧发病。本病为良性,进展缓慢。临床表现缺乏特征性。最常见的为轴性眼球突出,呈渐进性,晚期引起眼球运动障碍。

2.诊断要点

CT 检查肿瘤呈圆形、椭圆形或梨形,边界光整,密度均匀,CT 值平均55 Hu。肿瘤不侵及眶尖脂肪。增强扫描有特征的"渐进性强化",即肿瘤内首先出现小点状强化,逐渐扩大,随时间延长形成均匀的显著强化。强化出现时间快,持续时间长也是本病的强化特点,因此,增强扫描对本病诊断有重要临床意义(图 5-9)。

此外,有眼外肌、视神经、眼球受压移位、眶腔扩大等征象。

3.鉴别诊断

(1)神经鞘瘤:典型的神经鞘瘤密度较低且不均匀,增强后呈轻、中度快速强化。眶尖神经鞘瘤可形成眶颅沟通性肿瘤。MRI 检查更有利于显示神经鞘瘤的病理特征。

（2）海绵状淋巴管瘤：肿瘤内密度不均匀，可并发出血，有时难以鉴别。

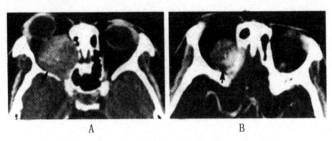

A　　　　　　　　　　　　　　B

图 5-9　球后海绵状血管瘤

患者女性，43 岁，右眼突出半年就诊，CT 检查见右眼球后方视神经与内直肌间肿块，密度稍高，均匀，筛骨板受压变形（A），增强扫描动脉期有明显片状强化，静脉期呈明显均匀强化（B）

4.特别提示

MRI 扫描显示肿瘤信号，显示"渐进性强化"征象、定位和定性诊断优于 CT 扫描。

(六)脉络膜黑色素瘤

1.病理和临床概述

脉络膜黑色素瘤是成年人中最常见的原发性恶性肿瘤，主要发生于 40～50 岁。多起自先天性黑痣，好发于脉络膜后 1/3 部位，肿瘤形成典型的蘑菇状肿物，伴有新生血管，可引起出血和渗血。常向玻璃体内扩展。肿瘤易侵犯血管，较早发生转移。临床表现与肿瘤位置和体积相关。

2.诊断要点

CT 扫描表现为眼环局限性增厚，肿瘤蘑菇状或半球形，同玻璃体相比为高密度，向球内或球外突出，增强扫描明显强化（图 5-10）。

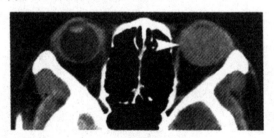

图 5-10　脉络膜黑色素瘤

患者男性，57 岁，因视物变形 3 个月，加重 2 天来院就诊。CT 平扫可见左眼球内等密度球形肿块，密度均匀，边界清楚。手术病理为脉络膜黑色素瘤

如肿块内有坏死或囊变,则强化不均。典型脉络膜黑色素瘤表现为蘑菇状,基底宽,颈细。不典型可呈半球形或平盘状。

3.鉴别诊断

(1)脉络膜血管瘤,一般呈圆形,T_1WI同脑实质呈低信号或等信号,T_2WI与玻璃体相比呈等或略高信号,强化不明显。

(2)脉络膜转移瘤,主要根据眼底镜表现和有无原发肿瘤鉴别。

(3)脉络膜剥离出血,通过增强鉴别,无强化。

4.特别提示

由于黑色素瘤含有顺磁性物质,MRI扫描表现为短 T_1 短 T_2 信号,表现较具有特征性,可以首先选择 MRI 检查。增强扫描有助于清楚显示较小肿瘤,鉴别肿瘤与血肿、视网膜剥离,鉴别恶性黑色素瘤与黑色素细胞瘤。脂肪抑制技术与增强扫描联合运用可更好地显示较小肿瘤。

(七)转移性肿瘤

1.病理和临床概述

转移性肿瘤发生于眼眶、眼球、球后组织和视神经鞘,当侵犯软组织、时可位于肌锥内或肌锥外。成人的转移一般多来自肺癌、乳腺癌、胃癌等,主要表现为眼球突出、疼痛,眼球运动障碍,视力减退等;儿童则多为肾脏恶性肿瘤或其他肉瘤类,如肾母细胞瘤、神经母细胞瘤、尤因肉瘤等,常转移至眼眶,表现为迅速发生的进行性眼球突出,伴有眼睑皮肤淤血。

2.诊断要点

转移瘤可发生在眶骨、肌锥内外、眼外肌,也可为弥漫性;CT 扫描通常表现为单发或多灶性不规则肿块,呈浸润性,与眼外肌等密度,增强后有不同程度强化(图 5-11);大多数有肿块效应,可引起突眼;大部分患者有眶骨破坏,为溶骨性改变,少数发生成骨性转移。

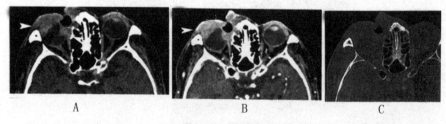

A B C

图 5-11 转移瘤

患者男性,67岁,发现右眼视物不清伴肿块半年,3年前有结肠癌手术史。CT平扫可见右眼前部分、内直肌及鼻根部肿块影(A),增强扫描肿块有明显强化(B);鼻根部骨质有破坏吸收征象(C)

3.鉴别诊断

(1)眶内炎症性病变:应与眶骨骨髓炎鉴别,主要根据临床表现,鉴别困难者行活检。

(2)淋巴瘤:常发生于眼睑、结膜、泪腺,并沿肌锥外间隙向后延伸,肿块后缘锐利,常包绕眼球生长,转移瘤大多为多灶性,伴有眶骨改变,多有原发病史。

4.特别提示

CT扫描和MRI扫描均能清楚显示肿瘤,CT扫描对显示眶骨骨质破坏有优势;MRI扫描对侵犯眶骨的软组织肿块和颅内结构肿瘤侵犯显示较好。

第二节　耳部常见疾病CT诊断

一、耳部外伤

(一)病理和临床概述

耳部外伤中颞骨外伤包括颞骨骨折和听小骨脱位。其中乳突部骨折为最多见,多因直接外伤所致,分为纵行骨折、横行骨折、粉碎性骨折。听小骨外伤表现为传导性耳聋。面神经管外伤则于外伤后出现延迟性面神经麻痹。

(二)诊断要点

颞骨外伤引起的骨折,须在12 mm薄层扫描观察,骨折可形成气颅,还可以显示乳突内积液或气液平面。岩部骨折分为纵行(图5-12)(平行于岩骨长轴,占80%)、横行(垂直于岩骨长轴,占10%～20%)及粉碎性骨折。骨折好发于上鼓室外侧,常累及上鼓室及面神经前膝。迷路骨折多为横行骨折,但累及岩部的纵行骨折亦可累及迷路,均致感音神经性聋。少见迷路出血机化,表现为膜迷路密度增高。

听小骨外伤高分辨率CT显示听小骨骨折或脱位,因结构细小容易漏诊,三维螺旋CT对显示听小骨有独特的优越性,锤砧关节脱位或砧镫关节脱位常见。

(三)鉴别诊断

正常耳部,有明确外伤史及乳突积液等情况。

(四)特别提示

临床怀疑颞骨部骨折时首选高分辨率CT,必要时应加扫冠状位;面神经管损伤者,MRI扫描显示较好。

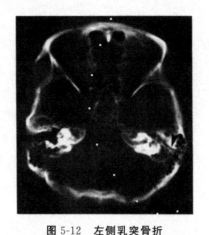

图 5-12　左侧乳突骨折

左侧乳突见斜行骨折线,乳突气房密度增高

二、耳部炎性病变

(一)中耳乳突炎

1.病理和临床概述

中耳乳突炎多见于儿童,为最常见的耳部感染性病变。急性分泌性中耳乳突炎鼓膜充血、膨隆,慢性中耳乳突炎鼓膜内陷或穿孔。临床常表现为听力减退,耳鸣、耳痛、耳瘘等症状。

2.诊断要点

CT 扫描表现为中耳腔内水样密度增高影,黏膜增厚。部分病例转为慢性,中耳内肉芽组织形成,表现为中耳软组织样密度增高,鼓室、鼓窦开口扩大,乳突密度增高、硬化,听小骨破坏、消失(图 5-13)。

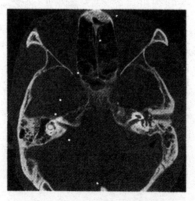

图 5-13　左侧中耳乳突炎

左侧中耳及乳突区密度增高,骨质未见破坏

3.鉴别诊断

(1)胆脂瘤:边界清楚甚至硬化,而骨疡型乳突炎边缘模糊不整。

(2)耳部肿瘤:两者骨质破坏有时难以鉴别。

4.特别提示

中耳炎检查可首选平片检查,怀疑骨疡型或颅内并发症者可选CT检查。

(二)胆脂瘤

1.病理和临床概述

胆脂瘤一般在慢性炎症基础上发生,上鼓室为好发部位,胆脂瘤的发展途径为上鼓室、鼓窦入口、鼓窦,随着角化碎片增多,肿块逐渐增大。由于膨胀压迫,慢性炎症活动导致骨质破坏,上述部位窦腔明显扩大。有长期流脓病史,鼓膜穿孔位于松弛部。

2.诊断要点

CT表现为上鼓室、鼓窦入口、鼓窦骨质受压破坏,腔道扩大,边缘光滑伴有骨质硬化,扩大的腔道内为软组织密度,增强扫描无强化。CT检查还在于发现并发症:鼓室盖骨质破坏、乙状窦壁破坏、内耳破坏、乳突外板破坏(图5-14)。

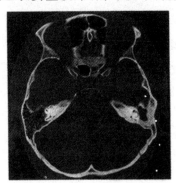

图 5-14　左侧胆脂瘤

上鼓室及乳突开口扩大,骨质破坏,边缘较光整

3.鉴别诊断

(1)慢性中耳炎:骨质破坏模糊不清,以此鉴别。

(2)中耳癌:中耳癌表现为鼓室内软组织肿块,周边骨壁破坏,增强CT扫描见肿块向颅中窝或颅后窝侵犯。

(3)面神经瘤:MRI增强扫描明显强化,而胆脂瘤扫描无强化。

4.特别提示

CT扫描除能确定诊断外,还能清晰显示鼓室盖及乙状窦情况,为手术提供良好帮助。

三、耳部肿瘤

(一)颞骨血管瘤

1.病理和临床概述

颞骨血管瘤包括血管瘤和血管畸形,可发生于外耳道、中耳、面神经管前膝、内耳道底,少见于后膝。临床表现为进行性面肌力弱,搏动性耳鸣及听力障碍等。

2.诊断要点

(1)鼓室、上鼓室软组织肿块。

(2)肿块内钙化或骨针。

(3)骨质蜂窝状或珊瑚状结构和骨质膨大。

(4)面神经管前膝破坏或迷路扩大。

(5)内耳道壁破坏。

(6)岩骨广泛破坏,骨质破坏边缘不整。

3.鉴别诊断

(1)面神经肿瘤:首发面瘫,面神经管区占位,局部管腔扩大,骨破坏,CT扫描鉴别困难者,DSA可帮助诊断。

(2)鼓室球瘤:CT增强扫描明显强化,MRI扫描特点为肿块内多数迂曲条状或点状血管流空影,DSA检查可确诊。

4.特别提示

CT扫描为首选,MRI扫描可确定肿瘤范围,DSA显示异常血管结构,有较大诊断价值。

(二)外中耳癌

1.病理和临床概述

外中耳癌少见,多见于中老年人,病理为鳞癌,常有慢性耳部感染或外耳道炎病史。少数为基底细胞癌及腺癌。临床表现早期为耳聋,耳道分泌物呈水样、带血或有臭味,多耳痛难忍。晚期常有面瘫。

2.诊断要点

CT扫描示外耳道、鼓室内充满软组织肿块。外耳道骨壁侵蚀破坏边缘不整。肿块可累及外耳道骨壁、上鼓室、耳蜗、面神经管、颈静脉窝及岩骨尖,增强见肿块向颅中窝、颅后窝侵入破坏(图5-15)。

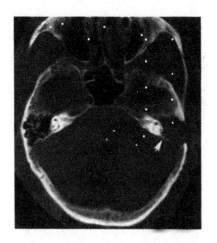

图 5-15   左外中耳中分化鳞癌

患者男性,78 岁,左耳部肿块 1 年余,CT 平扫可见外耳道、鼓室内充满软组织肿块,外耳道、鼓
室骨壁侵蚀破坏边缘不整。术后病理为外中耳中分化鳞癌

3.鉴别诊断

(1)恶性外耳道炎:鉴别困难,需活检。

(2)颞骨横纹肌肉瘤:多见于儿童,表现为颞骨广泛破坏,并有软组织肿块,
增强有高度强化。

4.特别提示

CT 增强扫描是目前常用检查方法。MRI 扫描显示肿瘤范围更佳,T_1
加权呈中等稍低信号,T_2 加权呈稍高信号,增强有强化。最后确诊需病理
活检。

四、耳部先天性畸形

(一)病理和临床概述

外耳和中耳起源于第一、第二鳃弓和鳃沟及第一咽囊,内耳由外胚层的听泡
发育而来。这些结构的发育异常常可导致畸形单独发生或同时存在。外耳、中
耳畸形临床上较多见。

(二)诊断要点

外耳道闭锁表现为骨性外耳道狭窄或缺如(图 5-16);中耳畸形可见鼓室狭
小和听小骨排列紊乱或缺如;内耳畸形显示前庭、半规管和耳蜗结构发育不全或
完全不发育,呈单纯的圆形膜性腔影或致密骨。

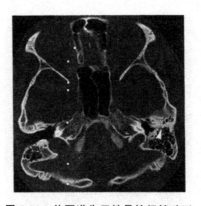

图 5-16　外耳道先天性骨性闭锁畸形

高分辨率 CT 扫描可见左侧骨性外耳道缺如,但耳蜗、听小骨存在

(三)鉴别诊断

一般无须鉴别。

(四)特别提示

CT 检查为确定骨性畸形的首选,MRI 容易观察迷路,很好诊断内耳畸形。

第三节　鼻部常见疾病 CT 诊断

一、鼻窦炎

(一)病理和临床概述

鼻窦炎按病因分有化脓性、过敏性和特源性炎症,炎症可发生于单个窦腔,亦可多个。慢性期黏膜可以肥厚或萎缩,表现为息肉样肥厚、息肉、黏膜下囊肿等。化脓性炎症慢性期骨壁增厚、硬化。

(二)诊断要点

CT 检查表现为黏膜增厚和窦腔密度增高,长期慢性炎症可导致窦壁骨质增生肥厚和窦腔容积减小(图 5-17)。窦腔软组织影内见不规则钙化提示并发真菌感染。窦腔扩大,窦腔呈低密度影,增强后周边强化,窦壁膨胀性改变提示鼻窦黏液囊肿。

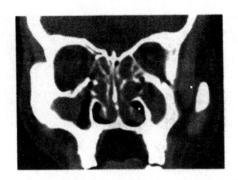

图 5-17 鼻窦炎

鼻窦炎,双侧上颌窦、筛窦黏膜不规则增厚

(三)鉴别诊断

(1)鼻窦内良性肿瘤,鼻窦内肿块密度较高,增强扫描轻中度强化。

(2)而鼻窦炎症积液不会发生强化。

(3)毛霉、曲霉等真菌感染时,窦腔内密度较高,可见钙化,部分引起骨质破坏,须与恶性病变鉴别。

(四)特别提示

鼻窦炎临床无明显症状而影像学检查可有阳性表现,X线平片发现率约20%,CT扫描对鼻窦炎的分型及分期具有重要意义。MRI检查 T_2WI 窦腔常为较高信号,增强后只有黏膜呈环形强化。

二、黏液囊肿

(一)病理和临床概述

鼻窦黏液囊肿系鼻窦自然开口受阻,窦腔内黏液潴留,长时间后形成囊肿。黏液囊肿多见于额窦、筛窦,蝶窦较少见。较大的囊肿可产生面部畸形或压迫症状,如头痛、眼球突出及移位等,囊肿继发感染则有红肿热痛等症状。

(二)诊断要点

CT扫描表现为窦腔内均质密度增高影,CT值 $20\sim30$ Hu,窦腔膨大,窦壁变薄。增强扫描囊壁可有线样强化。若经常继发感染,则出现窦壁骨质毛糙、增生(图 5-18)。

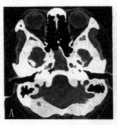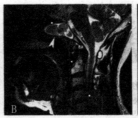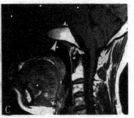

图 5-18　蝶窦黏液囊肿

A.CT 横断位平扫显示右侧蝶窦密度明显增高,边缘骨质压迫吸收。B、C.为 MRI 矢状位 T₂、

T₁WI 扫描,可见蝶窦内蛋白含量较高的囊液,T₂WI 图呈等低信号,T₁WI 图呈均匀高信号

(三)鉴别诊断

(1)鼻窦炎症,主要表现为黏膜肥厚和积液,而囊肿主要为局限性有张力的肿块,边界光整规则。

(2)良性肿瘤,根据有无强化鉴别。

(四)特别提示

X 线片观察以瓦氏位最佳,表现为窦腔内半球形软组织密度减低影,可见弧形边缘。

三、黏膜下囊肿

(一)病理和临床概述

黏膜下囊肿是鼻窦黏膜内腺体在炎症或变态反应后,腺体导管开口阻塞,黏液潴留,腺体扩大所致,或黏膜息肉囊性变,此类囊肿均位于黏膜下。上颌窦好发,额窦、蝶窦次之。

(二)诊断要点

CT 扫描见鼻窦内类圆形偏低密度影,边缘光滑,基底常位于上颌窦底壁、内壁或外侧壁。CT 增强扫描无强化(图 5-19)。

(三)鉴别诊断

鼻窦炎症,良性肿瘤。

(四)特别提示

X 线片表现各异,基本表现为窦腔密度减低和窦腔膨大,窦壁受压改变。MRI 扫描因黏液囊肿信号差异较大,应用不多。

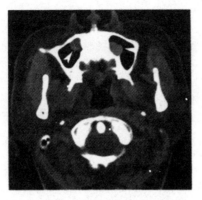

图 5-19　上颌窦黏膜下囊肿

上颌窦见小囊状高密度灶,边缘较光整

四、鼻和鼻窦良性肿瘤

(一)病理和临床概述

最多见的是乳头状瘤。男性多见,多发生于 40～50 岁,主要临床表现有鼻塞、流涕、鼻出血、失嗅、溢泪等。常复发,有 2%～3% 恶变概率。

(二)诊断要点

CT 扫描表现为鼻腔或筛窦软组织肿块,较小时呈乳头状,密度均匀,轻度强化。阻塞窦口引起继发性鼻窦炎改变,增强检查有助于区别肿瘤与继发炎性改变,肿瘤有强化。可侵入眼眶或前颅窝(图 5-20)。

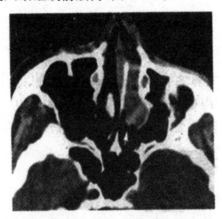

图 5-20　左侧鼻腔乳头状瘤

患者男性,45 岁,反复鼻塞、出血半年,CT 扫描显示左侧鼻腔内密度不均匀软

组织影,左侧上颌窦壁有受压变形,手术病理为乳头状瘤

(三)鉴别诊断

(1)慢性鼻窦炎、鼻息肉,一般骨质破坏不明显。

(2)血管瘤,可有明显强化。

(3)黏液囊肿,窦腔膨胀性扩大。

(4)恶性肿瘤有骨质明显破坏。定性诊断需要病理学检查。

(四)特别提示

鼻和鼻窦良性肿瘤少见,但组织学种类众多,准确鉴别比较困难,主要依靠病理检查。首先选择 CT 检查,对于手术后或放疗后纤维瘢痕与复发鉴别困难者,可辅以 MRI 检查。

肿瘤迅速增大,骨质破坏明显应考虑有恶变可能。

五、鼻窦恶性肿瘤

(一)病理和临床概述

鼻窦恶性肿瘤包括上皮性恶性肿瘤(鳞癌、腺癌和未分化癌等)和非上皮性恶性肿瘤(嗅神经母细胞瘤、横纹肌肉瘤、淋巴瘤和软骨肉瘤等),鳞癌最常见。鼻窦恶性肿瘤较罕见,以上颌窦癌最常见。上颌窦癌大多数为鳞状上皮癌。早期肿瘤局限于窦腔内时,无窦壁骨质破坏,难以明确诊断,需组织学诊断定性。临床常表现血性鼻涕、鼻塞、牙齿疼痛及松动、面部隆起及麻木、眼球运动障碍、张口困难等。

(二)诊断要点

CT 表现为鼻腔和/或鼻窦内软组织肿块,一般密度均匀。肿块较大时可有液化坏死,部分病例还可见钙化,如腺样囊性癌、软骨肉瘤、恶性脊索瘤等。肿物呈侵袭性生长,恶性上皮性肿瘤随肿瘤的发展直接侵及邻近结构(如眼眶、翼腭窝、额下窝、面部软组织甚至颅内等)。绝大多数有明显的虫蚀状骨质破坏,中度或明显强化。

上颌窦癌向前侵犯时,前壁骨质破坏伴有皮下软组织增厚或肿块隆起;后壁破坏时可累及翼腭窝、颞下窝及翼内外板,翼腭窝见软组织肿块;向上侵犯时,肿瘤破坏眼眶底壁伴有肿块,下直肌和下斜肌可受累;向内上方侵犯时,可破坏筛窦,在鼻腔内形成肿块(图 5-21)。

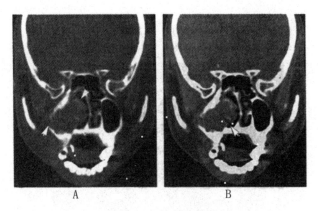

图 5-21 上颌窦癌

右侧上颌窦内见软组织肿块(B图箭头所指),内、外侧窦质破坏(A图箭头所指)

(三)鉴别诊断

(1)炎症,早期肿瘤局限于窦腔内时,无窦壁骨质破坏,与炎症难以鉴别,明确诊断须组织学诊断定性。

(2)转移瘤,有原发病史,骨质破坏一般范围较广泛。

(四)特别提示

不同部位恶性肿瘤的 CT 检查表现及诊断各具有一定特点。CT 检查对定位诊断和定量诊断具有重要作用。CT 检查对肿瘤侵犯的部位、范围、颈部淋巴结转移情况以及放疗或手术后复查同样具有重要意义。

第四节　口腔颌面部常见疾病 CT 诊断

一、造釉细胞瘤

(一)病理和临床概述

造釉细胞瘤是颌面部常见肿瘤,来源于牙板和造釉器的残余上皮和牙周组织的残余上皮。多见于20~40岁的青壮年,男女无差异,多发生于下颌骨。生长缓慢,初期无症状,后期颌骨膨大,面部畸形,牙齿松动、脱落。可产生吞咽、咀嚼、语言、呼吸障碍,4.7%恶变概率。

(二)诊断要点

病变呈囊状低密度区,周围囊壁境界清晰,呈锐利高密度囊壁。可清晰观察肿瘤的位置、边缘、内部结构、密度及局部骨皮质情况(图 5-22)。

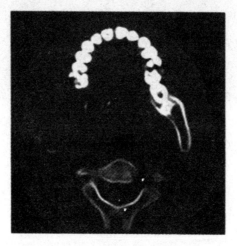

图 5-22　造釉细胞瘤

患者男性,18 岁,右侧下颌角肿胀半年,CT 检查显示右侧下颌角区膨胀性病变,内囊

状低密度区,周围囊壁境界清晰,呈锐利高密度骨质影

(三)鉴别诊断

造釉细胞瘤需要和牙源性囊肿和骨巨细胞瘤鉴别。牙源性囊肿呈圆形低密度影,边缘光滑锐利,囊壁硬化完整,囊内可见牙齿。骨巨细胞瘤鉴别呈分隔状,瘤壁无硬化。

(四)特别提示

临床常以 X 线检查为主,分为 4 型:多房型占 59%,蜂窝型占 22%,单房型占 14%,恶变约占 5%。表现为单囊状、砂粒状、蜂窝状或多囊状低密度影,内见厚度不一的骨间隔,囊壁边缘硬化,囊内有时见到牙齿,局部骨皮质受压变形、膨隆、变薄。MRI 检查有一定的价值。

二、口腔癌

(一)病理和临床概述

口腔癌是颌面部常见肿瘤,其中舌癌最为常见。临床表现为舌痛,肿瘤表面溃疡。病变发展引起舌运动受限,涎液多,进食、言语困难。

(二)诊断要点

肿瘤呈低密度,境界不清,侵犯舌根时局部不规则膨突,不均匀强化,常见颈部淋巴结肿大(图 5-23)。

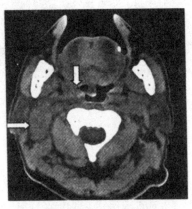

图 5-23 右侧口腔癌

患者男性,78 岁,舌右侧放射性痛半年,CT 检查显示右侧口咽部肿块

(下箭头),右侧颈部淋巴结肿大(横箭头)

(三)鉴别诊断

需要与炎性包块相鉴别。

(四)特别提示

MRI 检查:T_1WI 呈均匀或不均匀低信号,境界不清,T_2WI 呈明显高信号。Gd-DTPA 增强肿瘤呈不均匀强化。同时伴颈淋巴结肿大。

三、腮腺肿瘤

(一)病理和临床概述

腮腺肿瘤 90% 来自腺上皮,良性者以混合瘤多见,多位于腮腺浅部;恶性者以黏液表皮样癌多见。良性病史长,可达 30 余年,无痛性包块,肿块质软,边界清楚。恶性病史短,侵犯神经引起疼痛和面神经麻痹,侵犯咀嚼肌群发生开口困难。

(二)诊断要点

良性肿瘤呈圆形或分叶状边界清楚的等密度或稍高密度影,轻至中等强化。恶性肿瘤呈境界不清稍高密度影,其内密度不均匀,呈不均匀强化,以及下颌骨骨质破坏,常合并颈部淋巴结肿大(图 5-24)。

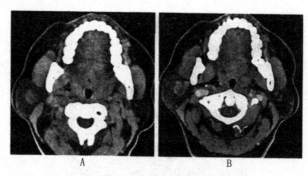

图 5-24　右侧腮腺混合瘤恶变

患者男性,45 岁,发现右侧腮腺区结节 3 年,近来感觉有增大,CT 检查示右侧腮腺内稍高密度结节影,增强扫描有中度强化,有小片状低密度影

(三)鉴别诊断

包括下颌骨升支肿瘤、咽旁间隙肿瘤、淋巴瘤、淋巴结核、腮腺转移瘤等。

(四)特别提示

腮腺造影具有重大诊断价值:良性者导管纤细、变直、撑开、聚拢、消失、移位;恶性者导管受压移位、破坏、缺损、中断及对比剂外溢。MRI 检查作为补充:良性边界清,呈圆形或分叶状;恶性呈不规则状,伴淋巴结肿大。良性肿瘤强化较均匀者居多;恶性肿瘤不均匀强化者居多,转移淋巴结呈均匀或环状强化。

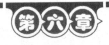

乳腺疾病MR诊断

第一节　乳腺脂肪坏死 MR 诊断

一、临床表现与病理特征

乳腺脂肪坏死常为外伤或医源性损伤导致局部脂肪细胞坏死液化后引起的非化脓性无菌性炎症反应。虽然乳腺内含有大量的脂肪组织,但发生脂肪坏死者并不多见。根据病因可将乳腺脂肪坏死分为原发性和继发性两种。绝大多数为原发性脂肪坏死,由外伤后引起,外伤多为钝器伤,尽管有些患者主诉无明显外伤史,但一些较轻的钝器伤如桌边等的碰撞也可使乳腺脂肪组织直接受到挤压而发生坏死。继发性乳腺脂肪坏死可由于导管内容物淤积并侵蚀导管上皮,使具有刺激性的导管内残屑溢出到周围的脂肪组织内,导致脂肪坏死,也可由于手术、炎症等原因引起。

脂肪坏死的病理变化随病期而异。最早表现为一局限出血区,脂肪组织稍变硬。镜下可见脂肪细胞浑浊及脂肪细胞坏死崩解,融合成较大的脂滴。3～4 周后形成一圆形硬结,表面呈黄灰色,并有散在暗红区,切面见油囊形成,囊大小不一,其中含油样液或暗褐色的血样液及坏死物质。后期纤维化,病变呈坚实灰黄色肿块,切面为放射状瘢痕样组织,内有含铁血黄素及钙盐沉积。

脂肪坏死多发生在巨大脂肪型乳腺患者。发病年龄可从 14～80 岁,但多数发生在中、老年。约半数患者有外伤史,病变常位于乳腺表浅部位的脂肪层内,少数可发生于乳腺任何部位。最初表现为病变处黄色或棕黄色瘀斑,随着病变的发展,局部出现肿块,界限多不清楚,质地硬韧,有压痛,与周围组织有轻度粘连。后期由于大量纤维组织增生,肿块纤维样变,使其边界较清楚。纤维化后可有牵拽征,如皮肤凹陷、乳头内陷等,应注意与乳腺癌鉴别。部分患者肿块最后可缩小、消失。少数患者由于炎症的刺激可伴有同侧腋窝淋巴结肿大。

二、MRI 表现

乳腺脂肪坏死表现典型者病变多位于皮下脂肪层表浅部位(图 6-1),当脂肪坏死发生在乳腺较深部位与腺体重叠而表现为边缘欠清的肿块性病变时易误诊为乳腺癌。病变早期,若皮肤有红肿、瘀斑,则可显示非特异性的皮肤局限增厚与皮下脂肪层致密浑浊。在 MRI 上较早期的脂肪坏死表现为形状不规则,边界不清楚,病变在 T_1WI 上表现为低信号,在 T_2WI 上表现为高信号,内部信号不均匀。

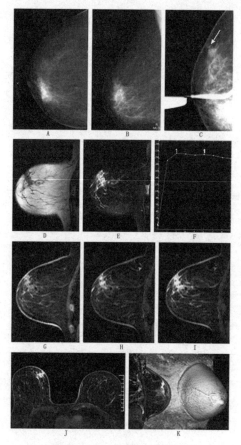

图 6-1　右乳脂肪坏死

63 岁,女,2 个月前右乳曾有自行车车把撞过外伤史。A.右乳 X 线头尾位片;B.右乳 X 线内外侧斜位片;C.右乳病变切线位局部加压片,显示右乳内上方皮下脂肪层及邻近腺体表层局限致密,边界不清,密度中等;D.右乳 MRI 平扫矢状面 T_1WI;E.右乳 MRI 平扫矢状面脂肪抑制 T_2WI;F.动态增强后病变时间-信号强度曲线图;G、H、I.分别为 MRI 平扫、动态增强后 1、8 分钟;J.增强后延迟时相横轴面 T_1WI;K.VR 图,显示右乳内上方皮下脂肪层及邻近腺体表层局限片状异常信号,边界欠清,于 T_1WI 呈较低信号,T_2WI 呈较高信号,动态增强后病变呈明显不均匀强化,时间-信号强度曲线呈平台型,局部皮肤增厚

动态增强检查病变可呈快速显著强化,与恶性肿瘤鉴别困难。病变后期纤维化后,动态增强检查有助于脂肪坏死的诊断,其强化方式缺乏典型恶性病变具有的快进快出特点。

三、鉴别诊断

本病应与乳腺癌鉴别。发生在皮下脂肪层表浅部位的乳腺脂肪坏死诊断不难。对于无明显外伤史,脂肪坏死又发生在乳腺较深部位且与腺体重叠时,与乳腺癌较难鉴别。通常乳腺癌的肿块呈渐进性增大,而脂肪坏死大多有缩小趋势。对于较早期的脂肪坏死,单纯依靠 MRI 动态增强后的曲线类型与乳腺癌鉴别困难。病变后期纤维化后,动态增强检查有助于脂肪坏死的诊断,其强化方式缺乏典型恶性病变具有的快进快出特点。

第二节　乳腺脓肿 MR 诊断

一、临床表现与病理特征

乳腺脓肿既可发生于产后哺乳期妇女,也可发生于非产后哺乳期妇女。乳腺脓肿可由乳腺炎形成,少数来自囊肿感染。而对于非产后哺乳期乳腺脓肿,则多数不是由急性乳腺炎迁延而来,临床表现不典型,常无急性过程,患者往往以乳腺肿块而就诊,因缺乏典型的乳腺炎病史或临床症状,更由于近年来乳腺癌的发病率上升,容易将其误诊为乳腺肿瘤。

二、MRI 表现

乳腺脓肿在 MRI 上比较具有特征性表现,MRI 平扫 T_1WI 上表现为低信号,T_2WI 呈中等或高信号,边界清晰或部分边界清晰,脓肿壁在 T_1WI 上表现为环状规则或不规则的等或略高信号,在 T_2WI 上表现为等或高信号,且壁较厚。当脓肿形成不成熟时,环状壁可厚薄不均匀或欠完整,外壁边缘较模糊;而脓肿成熟后,其壁厚薄均匀完整。脓肿中心坏死部分在 T_1WI 呈明显低信号、在 T_2WI 呈明显高信号。水肿呈片状或围绕脓肿壁的晕圈,在 T_1WI 上信号较脓肿壁更低、在 T_2WI 上信号较脓肿壁更高。

在增强 MRI,典型的脓肿壁呈厚薄均匀的环状强化,多数表现为中度、均匀、延迟强化。当脓肿处于成熟前的不同时期时,脓肿壁亦可表现为厚薄均匀或不均匀的环状强化,强化程度亦可不同。脓肿中心坏死部分及周围水肿区无强化。部分脓肿内可见分隔状强化。较小的脓肿可呈结节状强化。当慢性脓肿的脓肿壁大部分发生纤维化时,则强化较轻。如在脓肿周围出现子脓肿时对诊断帮助较大(图 6-2)。

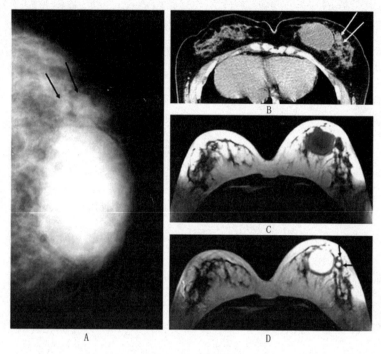

图 6-2　左乳腺脓肿

A.左乳 X 线头尾位片,显示左乳内上高密度肿物,肿物大部分边缘清晰、规则,部分后缘显示模糊,其内未见钙化,该肿物外侧尚可见两个小结节(黑箭),密度与腺体密度相近,边缘尚光滑;B.CT 平扫,显示左乳内侧肿物,边界清楚,其内部 CT 值为 11.4 Hu,肿物壁密度稍高且较厚,其外侧亦可见两个小结节(白箭),边界清楚;C.MRI 平扫横轴面 T_1WI;D.MRI 平扫横轴面 T_2WI,显示左乳内侧类圆形肿物,肿物于T_1WI 呈低信号,T_2WI 呈高信号,表现为液体信号特征,边界清楚,肿物外周可见一厚度大致均匀的壁,内壁光滑整齐,该肿物外侧亦可见两个信号与之相同的小结节(黑箭),边界清楚

三、鉴别诊断

(一)良性肿瘤和囊肿

乳腺脓肿在 MRI 上具有特征性表现,脓肿壁较厚,增强后呈环状强化,中心为无强化的低信号区。如行 DWI 检查,乳腺脓肿与良性肿瘤或囊肿表现不同,脓液 ADC 值较低。

(二)肿块型乳腺癌

乳腺癌多表现为形态不规则,边缘毛刺,临床以无痛性肿块为主要表现。在动态增强 MRI,乳腺癌信号强度多为快速明显增高且快速减低,强化方式多由边缘向中心渗透,呈向心样强化。而脓肿呈环状强化,壁较厚,中心为无强化的低信号区。

第三节　乳腺纤维腺瘤 MR 诊断

一、临床表现与病理特征

乳腺纤维腺瘤是最常见的乳腺良性肿瘤,多发生在 40 岁以下妇女,可见于一侧或两侧,也可多发,多发者约占 15％。患者一般无自觉症状,多为偶然发现,少数可有轻度疼痛,为阵发性或偶发性,或在月经期明显。触诊时多为类圆形肿块,表面光滑,质地韧,活动,与皮肤无粘连。病理上,纤维腺瘤是由乳腺纤维组织和腺管两种成分增生共同构成的良性肿瘤。在组织学上,可表现为以腺上皮为主要成分,也可表现为以纤维组织为主要成分,按其比例不同,可称之为纤维腺瘤或腺纤维瘤,多数肿瘤以纤维组织增生为主要改变。其发生与乳腺组织对雌激素的反应过强有关。

二、MRI 表现

纤维腺瘤的 MRI 表现与其组织成分有关。在平扫 T_1WI,肿瘤多表现为低信号或中等信号,轮廓边界清晰,圆形或卵圆形,大小不一。在 T_2WI 上,依肿瘤内细胞、纤维成分及水的含量不同而表现为不同的信号强度:纤维成分含量多的纤维性纤维腺瘤信号强度低;而水及细胞含量多的黏液性及腺性纤维腺瘤信号强度高。发生退化、细胞少、胶原纤维成分多者在 T_2WI 上呈较低信号。约 64％的纤维腺瘤内可有由胶原纤维形成的分隔,分隔在 T_2WI 上表现为低或中等信号强度(图 6-3～图 6-6)。通常发生在年轻妇女的纤维腺瘤细胞成分较多,而老年妇女的纤维腺瘤则含纤维成分较多。

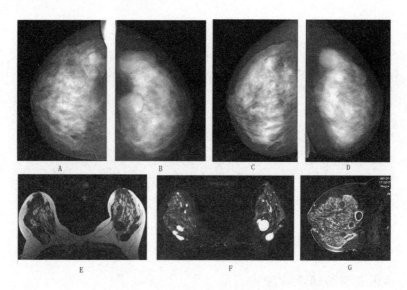

图 6-3　双侧乳腺囊性增生病

A、B.右、左乳 X 线头尾位片；C、D.右、左乳 X 线内外侧斜位片，显示双乳呈多量腺体型乳腺，其内可见多个大小不等圆形或卵圆形肿物，部分边缘清晰光滑，部分边缘与腺体重叠显示欠清，未见毛刺、浸润征象，肿物密度与腺体密度近似；E.MRI 平扫横轴面 T_1WI；F.MRI 平扫横轴面脂肪抑制 T_2WI，显示双乳腺内可见多发大小不等肿物，T_1WI 呈低信号，T_2WI 呈高信号，边缘清晰光滑，内部信号均匀；G.MRI 增强后矢状面 T_1WI，显示部分肿物未见强化，部分肿物边缘可见规则环形强化

动态增强 MRI 扫描，纤维腺瘤表现亦可各异，大多数表现为缓慢渐进性的均匀强化或由中心向外围扩散的离心样强化，少数者，如黏液性及腺性纤维腺瘤亦可呈快速显著强化，其强化类型有时难与乳腺癌鉴别，所以准确诊断除依据强化程度、时间-信号强度曲线类型外，还需结合病变形态学表现进行综合判断，必要时与 DWI 和 MRS 检查相结合，以减少误诊。

三、鉴别诊断

(一)乳腺癌

患者多有临床症状。病变形态多不规则，边缘呈蟹足状。MRI 动态增强检查时，信号强度趋于快速明显增高且快速减低，即时间-信号强度曲线呈流出型，强化方式由边缘向中心渗透，呈向心样强化趋势。ADC 值减低。少数纤维腺瘤(如黏液性及腺性纤维腺瘤)亦可呈快速显著强化，其强化类型有时难与乳腺癌鉴别，需结合形态表现综合判断，必要时结合 DWI 和 MRS 信息，以减少误诊。

(二)乳腺脂肪瘤

脂肪瘤表现为脂肪信号特点,在 MRI T_1WI 和 T_2WI 上均呈高信号,在脂肪抑制序列上呈低信号。其内常有纤细的纤维分隔,而无正常的导管、腺体和血管结构。周围有较纤细而致密的包膜。

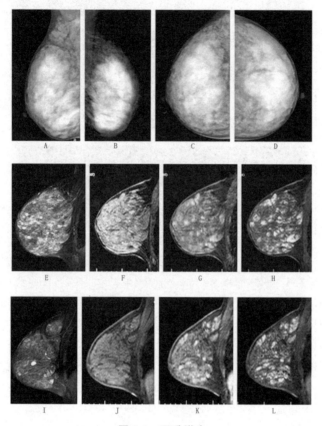

图 6-4　双乳增生

A、B.右、左乳 X 线内外侧斜位片;C、D.右、左乳 X 线头尾位片,显示双乳呈多量腺体型乳腺,其内可见多发斑片状及结节状影,与腺体密度近似;E.左乳 MRI 平扫矢状面脂肪抑制 T_2WI;F、G、H.分别为左乳 MRI 平扫、动态增强后 1、8 分钟;I.右乳 MRI 平扫矢状面脂肪抑制 T_2WI;J、K、L.分别为右乳 MRI 平扫、动态增强后 1、8 分钟,显示双乳呈多量腺体型乳腺,平扫 T_2WI 双乳腺内多发大小不等液体信号灶,动态增强后双乳腺内弥漫分布多发斑点状及斑片状渐进性强化,随时间的延长强化程度和强化范围逐渐增高和扩大

(三)乳腺错构瘤

为由正常乳腺组织异常排列组合而形成的一种瘤样病变。病变主要由脂肪组织(可占病变的 80%)构成,混杂不同比例的腺体和纤维组织。影像特征为肿瘤呈混杂密度或信号,具有明确的边界。

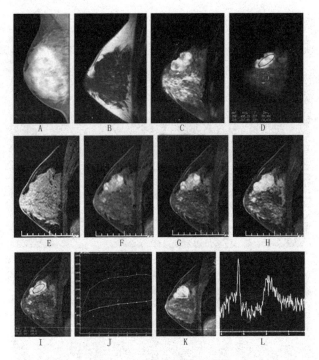

图 6-5　（右乳腺）腺泡型腺病

A.右乳 X 线内外侧斜位片,外上方腺体表面局限性突出,呈中等密度,所见边缘光滑,相邻皮下脂肪层及皮肤正常;B.MRI 平扫矢状面 T₁WI;C.MRI 平扫矢状面脂肪抑制 T₂WI,显示右乳外上方不规则形肿物,呈分叶状,T₁WI 呈较低信号,T₂WI 呈中等、高混杂信号,边界尚清楚;D.DWI 图,病变呈异常高信号,ADC 值略降低;E、F、G、H.分别为 MRI 平扫、动态增强后 1、2、8 分钟;I、J.动态增强后病变和正常腺体感兴趣区测量及时间-信号强度曲线,显示动态增强后病变呈明显强化且随时间延迟信号强度呈逐渐升高趋势;K.病变区 MRS 定位像;L.MRS图,于病变区行 MRS 检查,在 3.2 ppm 处可见异常增高胆碱峰

(四)乳腺积乳囊肿

比较少见,是由于泌乳期一支或多支乳导管发生阻塞、乳汁淤积形成,常发生在哺乳期或哺乳期后妇女。根据形成的时间及内容物成分不同,MRI 检查表现亦不同:病变内水分含量较多时,积乳囊肿可呈典型液体信号,即在 T₁WI 呈低信号,在 T₂WI 呈高信号;如脂肪、蛋白或脂质含量较高,积乳囊肿在 T₁WI 和 T₂WI 均呈明显高信号,在脂肪抑制序列表现为低信号或仍呈较高信号;如病变内脂肪组织和水含量接近,在反相位 MRI 检查可见病变信号明显减低。在增强 MRI 扫描中囊壁可有轻至中度强化。临床病史也很重要,肿物多与哺乳有关。

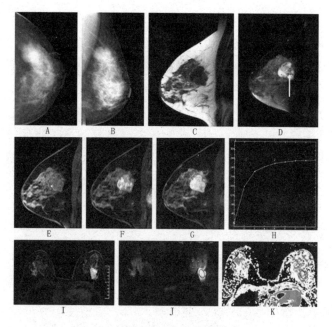

图 6-6 （左乳腺）纤维腺瘤伴黏液变性

A.左乳 X 线头尾位片；B.左乳 X 线内外侧斜位片，显示左乳外上方分叶状肿物，密度比正常腺体密度稍高，肿物部分边缘模糊，小部分边缘可见低密度透亮环；C.左乳 MRI 平扫矢状面 T_1WI；D.左乳 MRI 平扫矢状面脂肪抑制 T_2WI，显示左乳外上方分叶状肿物，内部信号不均匀，T_1WI 呈较低信号且其内可见小灶性高信号，T_2WI 呈混杂较高信号且其内可见多发低信号分隔（白箭），边界清楚；E、F、G.分别为 MRI 平扫、动态增强后 1、8 分钟；H.动态增强后病变区时间-信号强度曲线图；I.增强后延迟时相轴面，显示动态增强后病变呈不均匀渐进性强化，时间-信号强度曲线呈渐增型；J.DWI 图；K.ADC 图，于 DWI 上病变呈高信号，ADC 值无降低（肿物 ADC 值为 $1.9 \times 10^{-3} mm^2/s$，正常乳腺组织 ADC 值为 $2.0 \times 10^{-3} mm^2/s$）

第四节　乳腺癌 MR 诊断

乳腺恶性肿瘤中约 98％ 为乳腺癌，我国乳腺癌发病率较欧美国家为低，但近年来在大城市中的发病率正呈逐渐上升趋势，已成为女性首位或第二位常见的恶性肿瘤。乳腺癌的 5 年生存率在原位癌为 100％，Ⅰ期为 84％～100％，Ⅱ期为 76％～87％，Ⅲ期为 38％～77％，表明乳腺癌早期发现、早期诊断和早期治疗是改善预后的重要因素。目前在乳腺癌一级预防尚无良策的阶段,乳腺癌的早期诊断具有举足轻重的作用,而影像检查更是早期检出、早期诊断的重中之重。

乳腺 X 线摄影和超声检查为乳腺癌的主要影像检查方法,尤其是乳腺 X 线摄影对显示钙化非常敏感。MRI 检查对致密型乳腺内瘤灶的观察、乳腺癌术后局部复发的观察、乳房假体后方乳腺组织内癌瘤的观察及对多中心、多灶性病变的检出、对胸壁侵犯和胸骨后、纵隔、腋窝淋巴结转移的显示要优于其他方法,这对乳腺癌的诊断、术前分期及临床选择恰当的治疗方案非常有价值。此外,MRI 不仅可观察病变形态,还可通过动态增强检查了解血流灌注情况,有助于鉴别乳腺癌与其他病变,并间接评估肿瘤生物学行为及其预后。

一、临床表现与病理特征

乳腺癌好发于绝经期前后的 40~60 岁妇女,临床症状常为乳房肿块、伴或不伴疼痛,也可有乳头回缩、乳头溢血等。肿瘤广泛浸润时可出现整个乳腺质地坚硬、固定,腋窝及锁骨上触及肿大淋巴结。

乳腺癌常见的病理类型有浸润性导管癌、浸润性小叶癌、黏液腺癌、髓样癌以及导管原位癌等,其中以浸润性导管癌最为常见。WHO 新分类中的非特殊型浸润性导管癌包括了国内传统分类中的浸润性导管癌(肿瘤切片中以导管内癌成分为主,浸润性成分不超过癌组织半量者)、单纯癌(癌组织中主质与间质成分的比例近似)、硬癌(癌的主质少而间质多,间质成分占 2/3 以上)、腺癌(腺管样结构占半量以上)、髓样癌(癌主质多而间质少,主质成分占 2/3 以上,缺乏大量淋巴细胞浸润,国内又称为不典型髓样癌)。病理上根据腺管形成,细胞核大小、形状及染色质是否规则,以及染色质增多及核分裂象情况,将浸润性导管癌分成 I、II、III 级。

二、MRI 表现

乳腺癌在 MRI 平扫 T_1WI 上表现为低信号,当其周围由高信号脂肪组织围绕时,则轮廓清楚;若病变周围为与之信号强度类似的腺体组织,则轮廓不清楚。肿块边缘多不规则,可见毛刺或呈蟹足状改变。在 T_2WI 上,其信号通常不均且信号强度取决于肿瘤内部成分,胶原纤维所占比例越大则信号强度越低,细胞和水含量高则信号强度亦高。MRI 对病变内钙化的显示不直观,特别是当钙化较小且数量较少时。

增强 MRI 检查是乳腺癌诊断及鉴别诊断必不可少的步骤,不仅使病灶显示较平扫更为清楚,且可发现平扫上未能检出的肿瘤。动态增强 MRI 检查,乳腺癌边缘多不规则呈蟹足状,信号强度趋于快速明显增高且快速减低即时间-信号强度曲线呈流出型(图 6-7),强化方式多由边缘强化向中心渗透呈向心样强化趋势。

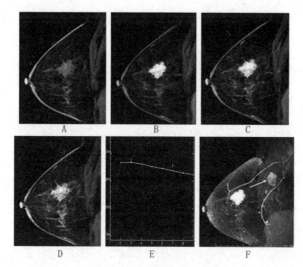

图 6-7　(右乳腺)非特殊型浸润性导管癌伴右腋下多发淋巴结转移

A.MRI 平扫;B、C、D.MRI 增强后 1、2、8 分钟;E.动态增强病变时间-信号强度曲线图;F.MIP 图,显示右乳外上方不规则肿块,边缘分叶及蟹足状浸润,动态增强后肿块呈明显强化,病变时间-信号强度曲线呈"快进快出"流出型,右腋下相当于胸外侧动脉周围可见多发淋巴结(白箭)

实际上 MRI 对比剂 Gd-DTPA 对乳腺肿瘤并无生物学特异性,其强化方式并不取决于良、恶性,而与微血管的数量及分布有关,因此,良、恶性病变在强化表现上亦存在一定的重叠,某些良性病变可表现为类似恶性肿瘤的强化方式,反之亦然。MRI 强化表现类似于恶性的良性病变常包括:①少数纤维腺瘤,特别是发生在年轻妇女的细胞及水分含量多的黏液性及腺性纤维腺瘤;②少数乳腺增生性病变,特别是严重的乳腺增生性病变的强化 MRI 表现可类似于乳腺恶性病变;③乳腺炎症;④手术后时间<6 个月或放疗后时间<9 个月的新鲜瘢痕组织,由于炎症和术后反应强化 MRI 表现可类似于乳腺癌;⑤新鲜的脂肪坏死;⑥部分导管乳头状瘤。MRI 强化表现类似于良性的恶性病变包括:部分以纤维成分为主的小叶癌及导管癌;部分缺乏血供的恶性病变;导管内及小叶内原位癌等。因此,对于强化表现存在一定重叠的少数不典型的乳腺良、恶性病变的MRI 诊断须结合其相应形态学表现以及 DWI 和 MRS 进行综合分析,以提高对乳腺病变诊断的特异性。

乳腺癌通常在 DWI 上呈高信号,ADC 值降低,而乳腺良性病症症变 ADC

值较高,良、恶性病变 ADC 值之间的差异具有统计学意义,根据病变 ADC 值鉴别乳腺肿瘤良、恶性具有较高的特异性。值得注意的是,部分乳腺病变于 DWI 上呈高信号,但所测得的 ADC 值较高,因此要考虑到在 DWI 上部分病变呈高信号为 T_2 透射效应所致,而并非扩散能力降低。在 ^{1}H-MRS 上乳腺癌在 3.2 ppm 处可出现胆碱峰,但目前 ^{1}H-MRS 成像技术仍受到诸多因素的制约和影响(如磁场均匀度和病变大小等)。

　　MRI 检查对导管原位癌的检测敏感性低于浸润性癌,仅 50% 的原位癌具恶性病变的快速明显、不规则灶性典型强化表现,另一部分则呈不典型的延迟缓慢强化表现。对乳腺良、恶性病变的诊断标准通常包括两方面,一方面依据病变形态学表现,另一方面依据病变动态增强后血流动力学表现特征,而对于非浸润性的导管内原位癌(DCIS)而言,由于其发生部位、少血供以及多发生钙化等特点,形态学评价的权重往往大于动态增强后血流动力学表现,如形态学表现为沿导管走行方向不连续的点、线状或段性强化,并伴有周围结构紊乱,即使动态增强曲线类型不呈恶性特征亦应考虑恶性可能(图 6-8)。

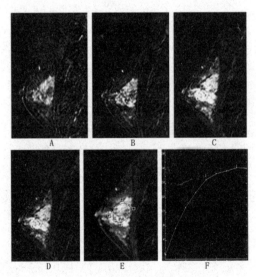

图 6-8　(左乳腺)导管原位癌

A、B、C、D.分别为 MRI 动态增强后 1、2、3、8 分钟与增强前的减影图像;E、F.病变兴趣区测量及动态增强时间-信号强度曲线图,显示左乳腺内局限段性分布异常强化,尖端指向乳头,病变区时间-信号强度曲线呈渐增型

　　另外,浸润性癌如乳腺黏液腺癌,影像表现不同于乳腺最常见的非特殊型浸润性导管癌,颇具特殊性。黏液腺癌在 MRI 平扫 T_1WI 呈低信号,T_2WI 呈高或明显

高信号,其形态学表现多无典型乳腺癌的毛刺及浸润征象。在动态增强 MRI 检查,黏液腺癌于动态增强早期时相多表现为边缘明显强化,而肿块内部结构呈渐进性强化,强化方式呈由边缘环状强化向中心渗透趋势,当测量感兴趣区放置于整个肿块时,时间-信号强度曲线多呈渐增型;部分黏液腺癌也可表现为不十分均匀的渐进性强化或轻微强化,对于表现为轻微强化的黏液腺癌,可因肿瘤周围腺体组织延迟强化病变反而显示不如平扫 T_2WI 和 DWI 明显。在 DWI 上,黏液腺癌呈明显高信号,但 ADC 值不减低,反而较高,明显高于其他常见病理类型乳腺癌的 ADC 值,甚至高于正常腺体的 ADC 值(图 6-9)。乳腺黏液腺癌在 T_2WI 上明显高信号以及在 DWI 上较高的 ADC 值表现与其本身特殊病理组织成分有关。

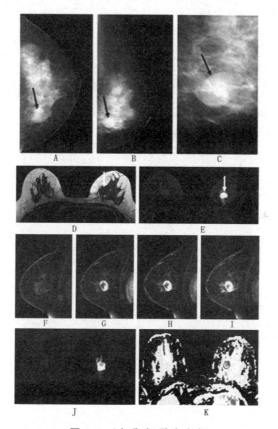

图 6-9 (左乳腺)黏液腺癌

A.左乳 X 线头尾位片;B.左乳 X 线内外侧斜位片;C.左乳肿物局部放大片,显示左乳内侧密度中等类圆形肿物,大部分边缘光滑,周围可见透亮环;D.MRI 平扫横轴面 T_1WI;E.MRI 平扫横轴面脂肪抑制 T_2WI;F.MRI 平扫;G、H、I.MRI 动态增强后 1、2、8 分钟;J.DWI 图;K.ADC 图,显示左乳类圆形肿物于 T_1WI 呈较低信号,T_2WI 呈高信号,边界清楚,动态增强后肿物呈明显不均匀强化,边缘带强化较明显,对应 DWI 图病变呈较高信号,ADC 值较高

三、鉴别诊断

(一)影像表现为肿块性病变的乳腺癌需与纤维腺瘤鉴别

形态学上,纤维腺瘤表现为类圆形肿块,边缘光滑、锐利,有时可见粗颗粒状钙化;特征性 MRI 表现是肿瘤在 T_2WI 可见低信号分隔;MRI 动态增强检查时,大多数纤维腺瘤呈渐进性强化,时间-信号强度曲线呈渐增型,强化方式有由中心向外围扩散的离心样强化趋势;ADC 值无明显减低。少数纤维腺瘤(如黏液性及腺性纤维腺瘤)可快速显著强化,其强化类型与乳腺癌不易鉴别,诊断需结合病变形态表现,必要时结合 DWI 和 MRS 检查。

(二)影像表现为非肿块性强化的乳腺癌需与乳腺增生性病变鉴别

应观察强化分布、内部强化特征和两侧病变是否对称,如呈导管样或段性强化常提示恶性病变,尤其是 DCIS;区域性、多发区域性或弥漫性强化多提示良性增生性改变;多发的斑点状强化常提示正常乳腺实质或纤维囊性改变;而双侧乳腺对称性强化多提示良性。

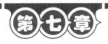

循环系统疾病MR诊断

第一节　胸主动脉疾病MR诊断

胸主动脉疾病并不少见,且逐年增多。这与人口老龄化,医学影像技术进步和临床医师对本病的认识提高有关。主要疾病包括主动脉夹层、胸主动脉瘤、主动脉壁间血肿、穿透性动脉硬化溃疡、胸主动脉外伤等。现就临床较为常见的前两种疾病加以讨论。

一、主动脉夹层

主动脉夹层(dissection of aorta,AD)是一类病情凶险、进展快、病死率高的急性胸主动脉疾病,其死亡率及进展风险随着时间的推移而逐步降低。急性AD指最初的临床症状出现2周以内,而慢性AD指症状出现2周或2周以上。国外报道,未经治疗的急性Stanford A型AD,最初48~72小时每小时的死亡率为1%~2%,即发病2~3天死亡率约50%,2周内死亡80%。

(一)临床表现与病理特征

胸部和背部剧烈疼痛且无法缓解是急性AD最常见的初发症状,心电图无ST-T改变。疼痛多位于胸部的正前后方,呈刺痛、撕裂痛或刀割样疼痛。常突然发作,很少放射到颈、肩及左上肢,这与冠心病心绞痛不同。患者常因剧痛出现休克貌,但血压不低或升高。部分患者疼痛不显著,可能与起病缓慢有关。随着病情发展,部分患者出现低血压,为心脏压塞、急性重度主动脉瓣反流、夹层破裂所致。大约38%的患者两上肢血压及脉搏不一致,此为夹层累及或压迫无名动脉及左锁骨下动脉所造成的"假性低血压"。胸部AD体征无特征性,累及升主动脉时可闻及主动脉瓣关闭不全杂音,主动脉弓部分支血管受累可致相应动脉搏动减弱或消失,夹层破入心包腔引起心脏压塞时听诊闻及心包摩擦音。此外,AD累及冠状动脉引发急性心肌梗死,夹层破裂入胸腔或内膜撕裂后主动脉壁通透性改变可造成单侧或双侧胸腔积液,累及肾动脉可造成血尿、无尿和急性肾衰竭,累及腹腔动脉、肠系膜上下动脉时出现急腹症及肠坏死。

典型 AD 始发于主动脉内膜和中层撕裂,主动脉腔内血液在脉压驱动下,经内膜撕裂口穿透病变中层,分离中层并形成夹层。由于管腔内压力不断推动,分离在主动脉壁内推进不同的长度。广泛者可自升主动脉至腹主动脉分叉部,并累及主动脉各分支血管,甚至闭塞分支血管。典型夹层为顺向分离,即自近端内膜撕裂口处向主动脉远端扩展,但有时从内膜撕裂口逆向进展。

主动脉壁分离层之间充盈血液,形成一个假腔,出现所谓"双腔主动脉"。剪切力导致内膜片(分离主动脉壁的内层部分)进一步撕裂,形成内膜再破口或出口。血液的持续充盈使假腔进一步扩张,内膜片则突入真腔,真腔可受压变窄或塌陷。内膜撕裂口多发生在主动脉内壁流体动力学压力最大处,即升主动脉(窦上数厘米处)外右侧壁,或降主动脉近端(左锁骨下动脉开口以远)动脉韧带处。少数发生在腹主动脉等处。

AD 主要有两种分型。Debakey 分型根据原发内破口起源位置及夹层累及范围:Debakey Ⅰ型,破口位于升主动脉,夹层范围广泛;Debakey Ⅱ型,破口位于升主动脉,夹层范围局限于升主动脉;Debakey Ⅲ型,升主动脉未受累,破口位于左锁骨下动脉远端,其中,夹层范围局限者为Ⅲ甲,广泛者为Ⅲ乙(图 7-1)。Stanford 分型仅依赖病变及范围:凡夹层累及升主动脉者均为 A 型,余者为 B 型。

(二)MRI 表现

MRI 征象有以下几种表现。①内膜片:是 AD 的直接征象,在 MRI 呈线状结构,将主动脉分隔为真腔和假腔;内膜片沿主动脉长轴方向延伸,于横轴面显示清晰,与主动脉腔信号相比可呈低信号或高信号。②真腔和假腔:形成"双腔主动脉",是 AD 的另一直接征象;通常真腔小,假腔大;在升主动脉,假腔常位于右侧(即真腔外侧);在降主动脉,常位于左侧(同样是真腔外侧);在主动脉弓部,常位于真腔前上方;内膜片螺旋状撕裂时,假腔可位于任何方位;假腔可呈多种形态,如半月形、三角形、环形和多腔形;根据 MRI 序列和血流速度不同,真假腔的信号强度可以相同,亦可不同。③内膜破口和再破口:在黑血和亮血 MRI 表现为内膜连续性中断;MRI 电影可见破口处血流往返,或假腔内血流信号喷射征象;CE-MRA 显示破口优于亮血与黑血序列。④主要分支血管受累:直接征象为内膜片延伸至血管开口或管腔内,引起受累血管狭窄和闭塞,间接征象为脏器或组织缺血、梗死或灌注减低;MPR是观察分支血管受累的最佳方法。⑤并发症和并存疾病:MRI可显示主动脉瓣关闭不全、左心功能不全、心包积液、胸腔积液、主动脉破裂或假性动脉瘤,以及假腔血栓形成等异常(图7-2)。

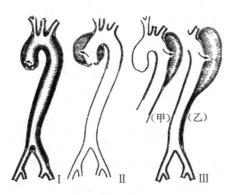

图 7-1 胸主动脉夹层 Debakey 分型模式图

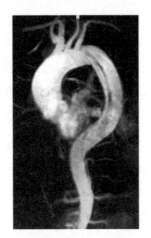

图 7-2 胸主动脉夹层 Debakey Ⅲ型

CE-MRA后MIP斜矢状面重组图像,主动脉自弓降部以远增宽,呈双腔主动脉,内膜片呈螺旋状撕裂

(三)鉴别诊断

综合运用各项MRI技术,可清晰显示该病的直接征象、间接征象及各类并发症,做出准确的定性诊断及分型诊断,不存在过多的鉴别诊断问题。

二、胸主动脉瘤

胸主动脉瘤是指局限性或弥漫性胸主动脉扩张,其管径大于正常主动脉

1.5 倍或以上。按病理解剖和瘤壁的组织结构分为真性和假性动脉瘤。前者是由于血管壁中层弹力纤维变性、失去原有坚韧性,形成局部薄弱区,在动脉内压力作用下,主动脉壁全层扩张或局限性向外膨突;后者是指因主动脉壁破裂或内膜及中层破裂,造成出血或外膜局限性向外膨突,瘤壁由血管周围结缔组织、血栓或血管外膜构成,常有狭窄的瘤颈。

(一)临床表现与病理特征

本病临床表现变化差异较大且复杂多样,主要取决于动脉瘤大小、部位、病因、压迫周围组织器官的程度及并发症。轻者无任何症状和体征。有时胸背部疼痛,可为持续性和阵发性的隐痛、闷胀痛或酸痛。突发性撕裂或刀割样疼痛类似于 AD 病变,常提示动脉瘤破裂,病程凶险。动脉瘤压迫周围结构可出现气短、咳嗽、呼吸困难、肺炎和咯血等呼吸道症状,也可有声音嘶哑、吞咽困难、呕血和胸壁静脉曲张。胸部体表可见搏动性膨突以及收缩期震颤,可闻及血管性杂音。如病变累及主动脉瓣,可有主动脉瓣关闭不全、左心功能不全的表现。

病因可分为动脉粥样硬化性、感染性、创伤性、先天性、大动脉炎性、梅毒性、马方综合征和白塞病等,以粥样硬化性主动脉瘤最常见。任何主动脉瘤均有进展、增大的自然过程,破裂是其最终后果。瘤体越大,张力越大,破裂可能性越大。主动脉瘤倍增时间缩短或形状改变,是破裂前的重要变化。

(二)MRI 表现

MRI 征象包括:①在 SE 序列,横轴面和冠状面 MRI 显示胸主动脉呈囊状或梭囊状扩张的低信号,以及动脉瘤内血栓、瘤壁增厚及瘤周出血;脂肪抑制 MRI 有助于区别脂肪组织与血肿或粥样硬化增厚;矢状面或斜矢状面可确定瘤体部位及累及范围。②亮血与黑血序列 MRI 的优点是成像速度快;图像分辨率和对比度高,伪影少。③对 CE MRA 原始图像重组,可形成 MIP 和 MPR 图像;MIP 类似于传统 X 线血管造影,可显示主动脉瘤形态、范围、动脉瘤与主要分支血管的关系;MPR 可多角度连续单层面显示主动脉瘤详细特征,包括瘤腔形态、瘤腔内血栓、瘤壁特征、瘤周出血或血肿、瘤周软组织结构,以及瘤腔与近端和远端主动脉及受累分支血管的关系(图 7-3)。

(三)鉴别诊断

MRI 与多排螺旋 CT 同是显示胸主动脉瘤的无创性影像技术,诊断该病极为准确,不存在过多鉴别诊断问题。

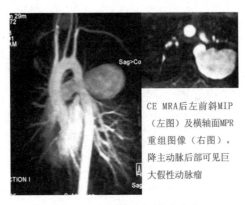

CE MRA后左前斜MIP
（左图）及横轴面MPR
重组图像（右图），
降主动脉后部可见巨
大假性动脉瘤

图 7-3　胸主动脉假性动脉瘤

第二节　心肌病 MR 诊断

心肌病是一类伴有特定的形态、功能、电生理等方面改变的心肌疾病。1980年世界卫生组织及国际心脏病学会联合会心肌病定义分类委员会将心肌病定义为"原因不明的心肌疾病"，并将其分为扩张型、肥厚型及限制型 3 类。

一、扩张型心肌病

扩张型心肌病在心肌病中发病率最高，多见于 40 岁以下中青年，临床症状缺乏特异性。

（一）临床表现与病理特征

起病初期部分病例可有心悸气短，但大多数病例早期表现隐匿且发展缓慢。随着病程发展，临床表现为心脏收缩能力下降所致的充血性心力衰竭，各类心律失常，以及心腔内血栓引起的体动脉栓塞。听诊一般无病理性杂音。心电图可显示双侧心室肥厚、各类传导阻滞及异常 Q 波等。

病理改变为心室腔扩大，主要累及左心室，有时累及双侧心室。室壁通常正常，部分病例可出现与心腔扩张不相匹配的室壁增厚。心室肌小梁肥大，肉柱呈多层交织、隐窝深陷，常见附壁血栓。心腔扩大显著者，可造成房室瓣环扩大，导致房室瓣关闭不全。心肌细胞萎缩与代偿性心肌细胞肥大并存，可见小灶性液化性心肌溶解，或散在小灶性心肌细胞坏死，以及不同程度的间质纤维化。总体而言病理所见缺少特异性。

(二)MRI 表现

(1)心肌信号变化:本病于 SE 序列 T_1WI、T_2WI 心肌多表现为较均匀等信号,少数病例 T_2WI 可呈混杂信号。心腔内附壁血栓在 T_2WI 多呈高信号。

(2)心腔形态改变:以电影 MRI 短轴位及心腔长轴位观察,一般心室横径增大较长径明显;仅有左心室腔扩大者为左心室型,室间隔呈弧形凸向右心室;仅有右心室扩大者为右心室型,室间隔呈弧形凸向左心室;左右心室均扩大者为双室型。

(3)心室壁改变:部分病例早期受累心腔心室壁可稍增厚,晚期则变薄或室壁厚薄不均,左心室的肌小梁粗大。

(4)心脏功能改变:电影 MRI 显示左心室或双侧心室的心肌收缩功能普遍下降,收缩期室壁增厚率减低,呈弥漫性改变,EF 值多在 50% 以下(图 7-4)。

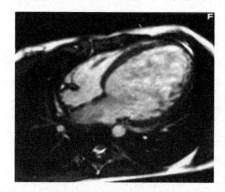

图 7-4　扩张型心肌病

真实稳态进动快速成像(True FISP)亮血序列四腔心层面见左心室腔扩大,左心室游离壁肌小梁肥厚

(三)鉴别诊断

本病有时需与晚期缺血性心脏病(心腔扩大时)相鉴别。缺血性心脏病有长期慢性的冠心病病史。在形态学方面,冠心病陈旧心肌梗死多呈节段性室壁变薄,病变区域左心室肌小梁稀少、心肌内壁光滑;而扩张型心肌病的室壁厚度改变广泛均一,左心室心肌小梁肥厚。

二、肥厚型心肌病

肥厚型心肌病好发于青壮年,心肌肥厚是其主要病变形态。病因可能与遗传有关。约半数患者为家族性发病,属常染色体显性遗传。

（一）临床表现与病理特征

男女发病率无明显差别。早期症状主要为心慌、气短，缺少特征。相当数量病例无症状或症状轻微，常在体检时发现。晚期可发生心力衰竭、晕厥，甚至猝死。心前区可闻及收缩期杂音并可触及震颤。心电图表现为左心室肥厚（部分表现为双室肥厚）、传导阻滞等。

心肌肥厚可以累及心室任何区域，但以左心室的肌部室间隔最为常见，非对称性室间隔肥厚（即室间隔向左心室腔凸出明显，室间隔与左心室后壁厚度比≥1.5）为该病的特征性表现。功能改变为舒张期肥厚心肌的顺应性降低，收缩功能正常甚至增强。基底部和中部室间隔肥厚引起左心室流出道梗阻，根据压力阶差可分为梗阻性与非梗阻性肥厚型心肌病。病理改变包括心肌细胞肥大、变性、间质结缔组织增生等。有时见心肌细胞错综排列（细胞间联结紊乱、重叠、迂曲、交错和异常分支），正常的心肌细胞排列消失。心肌壁内小冠状动脉可发生管腔变窄、管壁肥厚等。

（二）MRI 表现

MRI 征象包括以下几种。

1.心肌信号变化

在 SE 序列 T_1WI、T_2WI 肥厚心肌一般呈等信号，与正常心肌相同。有时，肥厚心肌在 T_2WI 呈混杂信号，提示病变区域缺血纤维化。

2.心室壁肥厚

可累及两侧心室的任何部位，但以室间隔最常见，还可累及左心室游离壁、心尖、乳头肌等。病变部位心肌显著肥厚，常超过15 mm。测量室壁厚度应在短轴像心室舒张末期进行。本病几乎不累及左心室后壁，故以肥厚心肌/左心室后壁厚度≥1.5 为诊断标准，其特异性达 94%。

3.心腔形态改变

以垂直于室间隔长轴位及双口位（左心室流入道和流出道位于同一层面）和短轴位电影 MRI 观察，左心室腔窄小，室间隔肥厚时心室腔呈"倒锥形"，心尖肥厚时心室腔呈"铲形"。

4.心脏功能改变

病变部位肥厚心肌的收缩期增厚率减低，而正常部位收缩期增厚率正常或增强。心脏整体收缩功能正常或增强，EF 值多正常或增加。晚期心功能不全时，EF 值下降。室间隔部的肥厚心肌向左心室流出道凸出可造成左心室流出道梗阻,此时于双口位电影 MRI 可见收缩期二尖瓣前叶向室间隔的前向运动,即超声心动图检查中的"SAM 征",进一步加重流出道梗阻。收缩期于左心室流出道至主动脉腔内可见条带状低信号喷射血流,左心房内可见由二尖瓣反流引起的反流低信号。

5.心肌灌注及心肌活性检查

病变部位心肌纤维化并常伴局部小冠状动脉损害,可造成负荷心肌灌注减低,提示心肌缺血。心肌活性检查时,部分病变部位可出现点片状高信号,反映灶性纤维化(图 7-5)。

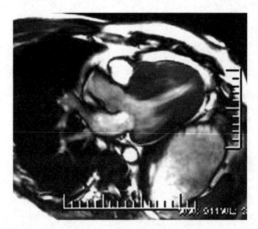

图 7-5　肥厚型心肌病

电影 MRI 双口层面见室间隔肥厚并向左心室流出道突出

(三)鉴别诊断

本病需与高血压性心脏病引起的心肌肥厚相鉴别。高血压性心脏病的左心室肥厚均匀,无左心室流出道狭窄,无二尖瓣反向运动,收缩期室壁增厚率正常,不难鉴别。

三、限制型心肌病

限制型心肌病国内相当少见。因心肌顺应性降低,两侧心室或某一心室舒张期容积减小,致心室充盈功能受限。根据受累心室不同可分为右心室型、左心室型以及双室型,以右心室型最常见。

(一)临床表现与病理特征

轻者常无临床症状。右心房压升高时出现全身水肿、颈静脉怒张、肝淤血及腹水等右心功能不全的症状。左心房压升高时出现左心功能不全表现。有时表现为心悸、胸痛及栓塞症等。心电图表现无特征性,最常见异常 Q 波,心房颤动等心房异常。

病理表现缺乏特异性。可有病变区域结缔组织和弹力纤维增生,心肌细胞肥大,错综排列,心内膜增厚等。由于心室舒张功能受限及心室容积减少,心室舒张末期压力升高,进而导致受累心室心功能不全,甚至全心衰竭。

(二)MRI 表现

MRI 征象包括以下几种。①右心室型:黑血及亮血 MRI 显示横轴面右心室流入道缩短、变形,心尖部闭塞或圆隆,流出道扩张;心室壁厚薄不均,以心内膜增厚为主;心内膜面凹凸不平;右心房明显扩大,上下腔静脉扩张;电影 MRI 可见三尖瓣反流及右心室室壁运动幅度减低;SE 序列 MRI 常可见心包积液和/或胸腔积液。②左心室型:表现为以心内膜增厚为主的心室壁不均匀增厚,左心室腔变形,心尖圆钝;心内膜面凹凸不平,有钙化时可见极低信号;左心房明显扩大;电影 MRI 可见二尖瓣反流。③双心室型:兼有上述两者的征象,一般右心室征象更明显(图 7-6)。

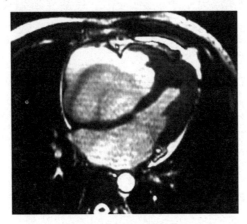

图 7-6　限制型心肌病

True FISP 亮血序列显示右心室心尖部闭塞并室壁增厚,心内膜面凹凸不平

(三)鉴别诊断

该病有时需与缩窄性心包炎、先天性心脏病三尖瓣下移畸形相鉴别。缩窄性心包炎时,MRI 显示心包局限或广泛性增厚。限制型心肌病可见特征性的心尖变形、闭塞及心室壁不均匀增厚,与其他疾病鉴别不难。

第三节　缺血性心脏病 MR 诊断

缺血性心脏病是指由于冠状动脉阻塞所造成的心肌缺血、心肌梗死，以及由此导致的一系列心脏形态及功能改变。心脏 MRI 可对缺血性心脏病进行全面的检查，包括形态学、局部及整体心功能评价、心肌灌注成像、心肌活性检查，正在成为一项能够全面、准确地评价缺血性心脏病的现代影像技术。

一、心肌缺血

心脏的血液供应主要由冠状动脉提供，冠状动脉各支分布供应不同的心脏节段，前降支供应左心室前壁、室间隔中段和尖段，回旋支供应左心室后壁，右冠状动脉供应右心室及左心室下壁、室间隔基底段。左心室下壁尖段由前降支和右冠状动脉双重供血，左心室侧壁尖段由回旋支和前降支双重供血。冠状动脉阻塞是心肌缺血的根本原因。严重缺血时，心肌缺氧所造成的各类致痛因子如缓激肽、前列腺素等的释放将导致心绞痛。

(一)临床表现与病理特征

临床表现为心前区可波及左肩臂或至颈咽部的压迫或紧缩性疼痛，也可有烧灼感。其诱因常为剧烈体力活动或情绪激动，也可由寒冷、吸烟、心动过速等诱发。疼痛出现后逐步加重，一般于 5 分钟内随着停止诱发症状的活动或服用硝酸甘油缓解逐步消失。根据临床特征的不同，心绞痛可分为稳定型心绞痛、变异型心绞痛及不稳定型心绞痛。但无论哪种类型的心绞痛，其疼痛强度均较心肌梗死轻，持续时间较短。

心肌缺血最常见的原因是由动脉粥样硬化斑块造成的冠状动脉狭窄，这类狭窄大多分布于心外膜下的大冠状动脉。动脉硬化斑块早期由血管内皮细胞受损、平滑肌细胞增殖内移发展而来，进而发生内皮下脂质沉积、纤维结缔组织增生。斑块阻塞面积在 40% 以下时，基本不影响心肌灌注，一般无临床症状。随着斑块阻塞面积的加大，在冠状动脉轻至中度狭窄（阻塞面积达到 50%～80%）时，静息状态下狭窄冠脉远端的阻力血管将发生不同程度的扩张以维持相当的心肌灌注，静息状态下无明显临床表现。重度的冠脉狭窄（阻塞面积 90% 左右）则静息时亦无法保证适当的心肌灌注，在静息时就可出现灌注异常，临床上出现静息痛。除冠状动脉粥样硬化外，心肌缺血还有以下病因：①冠状血管神经、代谢及体液调节紊乱导致的冠状动脉痉挛；②冠状动脉微血管内皮功能状态异常导致的心肌灌注下降；③冠状动脉炎症、先天发育畸形及栓子栓塞。

(二)MRI 表现

心肌缺血严重(即缺血性心肌病)时,可出现心肌内广泛或局灶性纤维结缔组织增生、局部或整体心肌变薄、心腔扩大等改变。MRI 可显示相应形态异常。但在大多数情况下,心肌缺血仅表现为功能性心肌灌注异常。根据缺血程度不同,MRI 心肌灌注可表现为:①静息状态各段心肌灌注正常,负荷状态心内膜下心肌或全层心肌透壁性灌注减低或缺损(图 7-7);②静息状态缺血心肌灌注减低或延迟,负荷状态灌注缺损(图 7-8);③静息状态缺血心肌灌注缺损(图 7-9)。灌注异常区域多数与冠脉供血区相吻合,与核素心肌灌注检查的符合率达 87%～100%,与目前仍作为冠心病诊断金标准的 X 线冠状动脉造影的诊断符合率达79.0%～87.5%。此外,严重心肌缺血时(如长时间心肌严重缺血,心肌细胞结构完整但局部室壁减弱或消失,称心肌冬眠;短暂心肌严重缺血,心肌结构未损害但收缩功能需较长时间恢复,称心肌顿抑),MRI 心脏电影可发现心室壁运动异常,平行于室间隔长轴位、垂直于室间隔长轴位及无间隔连续左心室短轴位检查可准确判断运动异常的室壁范围。

(三)鉴别诊断

心肌缺血的 MRI 检查包括形态、灌注、运动功能等诸多方面。其他心脏疾病,如扩张型心肌病也表现为心腔扩大、心室壁变薄,肥厚型心肌病也会出现室壁运动减弱,甚至小范围的心肌灌注异常,但结合临床表现和综合 MRI 检查,与心肌缺血鉴别不难。

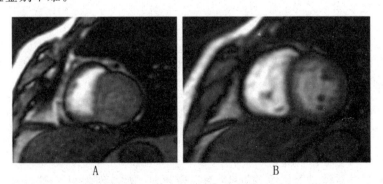

图 7-7　心脏短轴位左心室中部层面静息及负荷心肌灌注成像

A.静息灌注成像,显示心肌灌注均匀一致;B.腺苷负荷后心肌灌注成像,显示间隔壁心肌灌注减低

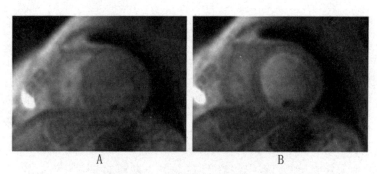

图 7-8　心脏短轴位左心室中部层面静息及负荷心肌灌注成像

A.静息灌注成像,显示下壁灌注减低;B.负荷后灌注成像,显示该区域灌注减低更为明显,为灌注缺损表现

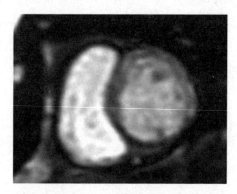

图 7-9　心脏短轴位左心室中部层面静息及负荷心肌灌注成像

静息时即可显示下间隔壁灌注缺损

二、心肌梗死

继发于冠状动脉粥样硬化斑块破裂及血栓形成基础上的急性冠状动脉闭塞是心肌梗死最常见的原因。

(一)临床表现与病理特征

急性心肌梗死的主要症状是持久的胸骨后剧烈疼痛。典型者为胸骨后挤压性或压榨性疼痛,往往放射至颈部或左上肢。疼痛持续 15～30 分钟或更长,与心绞痛比较,疼痛程度重且时间长为其特点。其他临床表现有呼吸短促、出汗、恶心、发热,白细胞计数、血清酶增高及心电图改变等。急性心肌梗死的并发症包括恶性心律失常、休克、左心室室壁瘤形成、室间隔穿孔、乳头肌断裂及心力衰竭等。病程＞6 周以上者为陈旧性心肌梗死,临床表现除可能继续存在的心肌缺血症状外,主要为急性心肌梗死并发症的相应表现。

当冠状动脉闭塞持续 20～40 分钟后,随着缺血缺氧的进一步发展,细胞膜的完整性破坏,心肌酶漏出,心肌细胞发生不可逆性的损伤,即发生梗死。8～10天后,坏死的心肌纤维逐渐被溶解,肉芽组织在梗死区边缘出现,血管和成纤维细胞继续向内生长,同时移除坏死的心肌细胞。到第6周梗死区通常已经成为牢固的结缔组织瘢痕,其间可散布未受损害的心肌纤维。心肌梗死一般首先发生在缺血区的心内膜下心肌,后逐渐向心外膜下及周边扩展。根据梗死范围,病理上分为3型:①透壁性心肌梗死,梗死范围累及心室壁全层;②心内膜下心肌梗死,仅累及心室壁心肌的内1/3层,并可波及乳头肌,严重者坏死灶扩大、融合,形成累及整个心内膜下心肌的坏死,称为环状梗死;③灶性心肌梗死,病灶较小,临床上多无异常表现,生前常难以发现,病理呈不规则分布的多发性小灶状坏死,分布常不限于某一支冠状动脉的供血范围。

(二)MRI表现

1.心肌信号

在SE序列MRI,心肌为类似骨骼肌信号强度的中等信号,有别于周围心外膜下脂肪的高信号和相邻心腔内血流呈“黑色”的低信号。急性心肌梗死时,坏死心肌及周围水肿使相应区域的T_1及T_2延长,在T_2WI呈高信号。急性心梗24小时内即可在T_2WI观察到信号强度增加,并可维持至第10天。但由于急性梗死灶周围存在水肿带,所以高信号范围大于真实的梗死区域。在亚急性期(心肌梗死发生72小时内)心肌信号异常范围与实际梗死区域大致相当。慢性期(梗死发生6周以上)由于梗死后瘢痕形成,水分含量较正常心肌组织降低,在SE序列呈低信号,T_2WI较T_1WI明显。

2.心肌厚度

节段性室壁变薄是陈旧性心肌梗死的形态特征,坏死心肌吸收、纤维瘢痕形成是心肌变薄的病理基础,陈旧透壁性心肌梗死后室壁变薄更明显。前降支阻塞可造成左心室前、侧壁和/或前间壁变薄,右冠状动脉阻塞则造成左心室后壁和/或下壁变薄。MRI可直接显示心肌组织,心外膜面和心内膜面边界清晰,可精确测量心肌变薄。电影MRI通过测量室壁厚度判断存在心肌梗死的标准为:病变区域室壁厚度小于或等于同一层面正常心肌节段室壁厚度的65%;判断透壁性心肌梗死的标准为:病变区域舒张末期室壁厚度<5.5 mm。

3.室壁运动功能改变

电影MRI是评价心脏整体及局部舒缩功能的最佳影像技术。通过无间隔连续左心室短轴位、平行于室间隔左心室长轴位及垂直于室间隔左心室长轴位电影MRI,可精确评价急性及慢性心肌梗死的一系列功能变化,如整体或局部室壁运动状态、收缩期室壁增厚率、EF值、心腔容积等。

4.心肌灌注成像

可显示心肌梗死后的组织坏死或瘢痕形成所致的灌注减低及缺损。由于急性心肌梗死时常存在心肌的再灌注,灌注检查可无异常表现。因此,单纯心肌灌注成像无法准确诊断急性梗死心肌。

5.对比增强延迟扫描心肌活性检查

心肌梗死区域表现为高信号。MRI的高空间分辨率,使其可精确显示梗死透壁程度。后者分为以下3种类型。①透壁强化:表现为全层心肌高信号,多为均匀强化;②非透壁强化:为心内膜下心肌或心内膜下至中层心肌区域强化,而心外膜下至中层或心外膜下心肌信号正常(存活心肌);③混合性强化:同一心肌段内透壁和非透壁强化并存。

如果在大面积延迟强化区域内观察到信号减低区,就需与存活心肌鉴别。病理研究表明,这一位于延迟强化区域中心或紧贴心内膜下,被称为"无再灌注区"或"无复流区"的信号减低区,为继发于心肌梗死的严重微血管损伤,毛细血管内存在大量的红细胞、中性粒细胞及坏死心肌细胞,阻塞与充填使对比剂不能或晚于周围结构进入这一区域。它并非存活心肌,而是重度的不可恢复的心肌坏死。其与存活心肌的影像鉴别要点如下:①"无再灌注区"周围常有高强化区环绕且常位于心内膜下,在连续的短轴像可以观察这一征象;②在首过心肌灌注成像中,这一区域没有首过强化;③在上述表现不明显,仍难与存活心肌鉴别时,可在延长延迟时间后再次扫描,如延迟至30~40分钟。此时由于组织间隙的渗透作用,"无再灌注区"将出现强度不等的延迟强化。

6.并发症

(1)室壁瘤:分为假性室壁瘤和真性室壁瘤。前者常发生于左心室下壁及后壁,为透壁性梗死心肌穿孔后周围心包等包裹形成,瘤口径线小于瘤体直径为其主要特征,电影MRI可见瘤体通过一瘤颈与左心室腔相通,瘤内可见血流信号;后者为梗死心肌几乎完全被纤维瘢痕组织替代,丧失收缩能力,在心室收缩期和/或舒张期均向心腔轮廓外膨出,常位于前壁及心尖附近,瘤壁菲薄(可至1 mm),瘤口径线大于瘤体直径。电影MRI显示左心室腔局部室壁明显变薄,收缩期矛盾运动,或收缩期及舒张期均突出于左心室轮廓外的宽基底囊状结构。

(2)左心室附壁血栓:为附着于心室壁或充填于室壁瘤内的团片样充盈缺损(GRE序列)。SE序列血栓的信号强度随血栓形成的时间(即血栓的年龄)而异,亚急性血栓 T_1WI 常表现为中等至高信号,T_2WI 呈高信号,而慢性血栓在 T_1WI 和 T_2WI 均呈低信号。

(3)室间隔穿孔:表现为肌部室间隔连续性中断,以横轴面及四腔位显示清晰,电影 MRI 可见心室水平异常血流信号。

(4)乳头肌断裂:平行于室间隔长轴位或垂直于室间隔长轴位电影 MRI 可显示继发于乳头肌断裂的二尖瓣关闭不全所致左心房反流信号。

(5)心功能不全:连续短轴像结合长轴位电影 MRI 可评价继发于心肌梗死的左心室局部及整体运动功能异常,测量各种心功能指数。

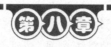

肝、胆疾病超声诊断

第一节 肝囊性病变超声诊断

一、肝囊肿

（一）病理与临床表现

非寄生虫性肝囊肿发病率为 $1.4\% \sim 5.3\%$，女性发病多于男性，分为先天性和后天性两类。一般所指的肝囊肿为先天性肝囊肿，又称真性囊肿。其发病原因多数学者认为在胚胎发育期，肝内局部胆管或淋巴管因炎症上皮增生阻塞导致管腔分泌物潴留，逐步形成囊肿；或因肝内迷走胆管与淋巴管在胚胎期的发育障碍所致。

肝囊肿的病理类型分为血肿和退行性囊肿、皮样囊肿、淋巴囊肿、内皮细胞囊肿、潴留性囊肿和囊性肿瘤。囊肿呈卵圆形、壁光滑，囊腔为单房或多房性。体积大小相差悬殊，小者囊液仅数毫升，大者含液量可达 1 000 mL 以上。囊液清亮，呈中性或碱性，有的可含有胆汁。囊肿周围的肝实质常见压迫性萎缩。其并发症包括感染、坏死、钙化和出血。

囊肿较小者可长期甚至终身无症状。随着囊肿的逐渐增大，可出现邻近脏器的压迫症状，上腹部不适、饱胀，甚至隐痛、恶心与呕吐。亦可出现上腹部包块，肝大、腹痛和黄疸。囊肿破裂、出血、感染时出现相应的症状或体征。

（二）超声影像学表现

（1）典型肝囊肿声像图特点：肝实质内圆形或卵圆形无回声区；包膜光整，壁薄光滑，呈高回声，与周围肝组织边界清晰；侧壁回声失落，后壁及后方回声增高（图 8-1）。

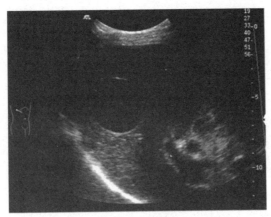

图 8-1 肝囊肿

（2）多房性者表现为囊腔内纤细的条状分隔；体积较大囊肿合并感染出血时，囊腔内出现弥漫性点状弱回声，亦可分层分布，变动体位时回声旋动，囊壁可增厚，边缘不规则。

（3）囊肿较小者肝脏形态大小及内部结构无明显改变。较大者可引起肝轮廓增大，局部形态改变，肝组织受压萎缩，周边血管及胆管可呈压迫征象，囊肿巨大时可造成相邻器官的推挤征象。

（4）CDFI：囊肿内部无血流信号显示，囊肿较大周边血管受压时可出现彩色血流，速度增快。

（三）鉴别诊断

1.正常血管横断面

正常血管横断面虽呈圆形无回声区，但后方增高效应不明显，变换扫查角度则表现为管状结构，CDFI 显示彩色血流，即可与囊肿区别。

2.肝癌液化

具有分泌功能的腺癌肝转移及原发性肝癌液化，可为单个液区，亦可为不规则状无回声区，其中常有组织碎片和细胞沉渣产生的斑点状回声，外周为厚而不规则的实质性结构，可与肝囊肿鉴别。

3.肝包虫病

肝包虫病单纯囊型与肝囊肿单凭声像图区别有一定困难，除前者立体感较强，壁较单纯性囊肿为厚外，还应结合患者有疫区居住史，包虫病皮试或间接荧光抗体试验（IFAT）鉴别。

4.腹部囊性肿块

巨大孤立性肝囊肿应注意与肠系膜囊肿、先天性胆总管囊肿、胆囊积水、胰腺囊肿、肾囊肿、右侧肾积水及卵巢囊肿等相鉴别。

二、多囊肝

(一)病理与临床表现

多囊肝是一种先天性肝脏囊性病变，具家族性和遗传性。由于胚胎时期发育过剩的群集小胆管的扩张所致。常并发肾、脾、胰等内脏器官多囊性改变。囊肿在肝内弥漫分布、大小不一，直径仅数毫米至十几厘米，绝大多数累及全肝，有的可仅累及某一肝叶。囊壁菲薄，囊液清亮或微黄，囊肿之间的肝组织可以正常。

临床表现：多数患者无症状，可在 35～50 岁出现体征，部分患者可伴肝区痛及黄疸，肝大及扪及右上腹包块。

(二)超声影像学表现

(1)肝脏体积普遍增大，形态不规则，肝包膜凹凸不平似波浪状。

(2)肝实质内布满大小不等的圆形或类圆形无回声区，其大小相差悬殊，较大者囊壁薄而光滑，后方回声增强，囊肿之间互不连通。实质内微小囊肿壁则呈"等号"状高回声。严重者肝内正常管道结构及肝实质显示不清(图 8-2)。

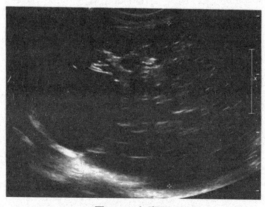

图 8-2　多囊肝

(3)轻型多囊肝，显示肝内有较多数目的囊肿回声，直径大小以 2～5 cm 多见，肝脏轻至中度肿大，形态无明显改变，肝内管道结构可以辨认，囊肿间可有正常肝组织显示。

(4)肾脏或脾脏可有相应的多囊性声像图表现。

(三)鉴别诊断

1.多发性肝囊肿

多发性肝囊肿与较轻的多囊肝不易区别，可从以下几点鉴别：①多发性肝囊肿为单个散在分布,数目较少;②肝大不如多囊肝明显,囊肿之间为正常肝组织;③不合并其他脏器的多囊性病变。

2.先天性肝内胆管囊状扩张症(Caroli 病)

为节段性肝内胆管囊状扩张,显示肝区内大小不等的圆形或梭形无回声区,与多囊肝的鉴别点:①扩张的肝内胆管呈囊状或柱状,追踪扫查可见无回声区相互沟通;②无回声区与肝外胆管交通,且常伴胆总管的梭形扩张;③多有右上腹痛、发热及黄疸病史;④必要时超声导向穿刺及造影检查可以确诊。

3.先天性肝纤维化

先天性肝纤维化多见于婴幼儿,有家族遗传倾向,可合并肝内胆管扩张和多发性囊肿。声像图显示肝脏除囊性无回声区外,其余部分肝实质呈肝硬化表现;脾大及门静脉高压表现。

三、肝脓肿

(一)病理与临床表现

肝脓肿可分为细菌性肝脓肿和阿米巴肝脓肿两大类。

1.细菌性肝脓肿

最常见的病原菌是大肠埃希菌和金黄色葡萄球菌,其次为链球菌,有些则为多种细菌的混合感染。主要感染途径为:①胆管系统梗阻和炎症;②门静脉系统感染;③败血症后细菌经肝动脉进入肝脏;④肝脏周围邻近部位和脏器的化脓性感染,细菌经淋巴系统入肝;⑤肝外伤后感染;⑥隐源性感染,约 30% 的患者找不到原发灶,可能为肝内隐匿性病变,当机体抵抗力减弱时发病,有报道此类患者中约 25% 伴有糖尿病。

化脓性细菌侵入肝脏后,引起炎性反应,可形成散在的多发性小脓肿;如炎症进一步蔓延扩散,肝组织破坏,可融合成较大的脓肿。血源性感染者常为多发性,病变以右肝为主或累及全肝;感染来自胆管系统的脓肿多与胆管相通,为多发性,很少出现较大的脓肿或脓肿穿破现象;肝外伤后血肿感染和隐源性脓肿多为单发性。如肝脓肿未得到有效控制,可向膈下、腹腔、胸腔穿破。

2.阿米巴性肝脓肿

由溶组织阿米巴原虫引起,是阿米巴疾病中最常见的肠外并发症之一。阿米巴原虫多经门静脉进入肝脏,于门静脉分支内发生栓塞,引起局部组织缺血、坏死,同时产生溶组织酶,造成局部肝细胞的溶解破坏,形成多个小脓肿,进而相互融合形成较大的脓肿。病变大多数为单发性,90%以上发生于肝右叶,并以肝顶部为多。脓肿可向横膈、胸膜腔、气管内浸润,破溃而造成膈下、胸腔及肺脓肿。

多见于青壮年男性,患者出现发热、寒战,呈弛张热型,肝区疼痛及胃肠道反应症状。体质虚弱、贫血,部分患者出现黄疸、肝大、右侧胸壁饱满、肋间隙增宽、触痛等。

(二)超声影像学表现

肝脓肿的病理演变过程,反映在声像图上可有以下表现。

(1)肝脓肿早期:病灶区呈炎性反应,充血水肿、组织变性坏死尚未液化。肝实质内显示一个或多个类圆形或不规则状低回声或回声增高团块;与周围组织境界清楚,亦可模糊不清;肝内血管分布可以无明显变化;CDFI 可显示内部有点状或条状搏动性彩色血流,脉冲多普勒呈动脉血流,阻力指数≤0.55(图 8-3)。

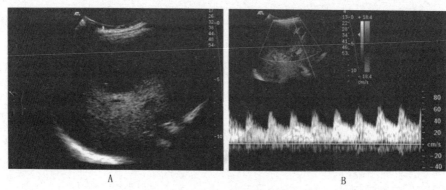

A   B

图 8-3　细菌性肝脓肿

A.肝右叶低回声不均质团块;B.CDFI 显示条状血流,PD 测及动脉血流频谱,RI＝0.55

(2)脓肿形成期:坏死组织液化、脓肿形成,显示肝实质内囊性肿块。壁厚而不均,内壁粗糙如虫蚀状;脓液稀薄时呈无回声,伴有稀疏细小点状强回声;较大脓腔未完全融合时,有不规则间隔;脓液黏稠含有坏死组织碎片的无回声区内出现密集细小点状强回声,其中散在不规则斑片状或索带状回声,并随体位改变旋动,伴有产气杆菌感染时,脓腔前壁后方有气体高回声;脓肿后方回声增高。

(3)慢性肝脓肿壁显著增厚,内壁肉芽组织增生,无回声区缩小,脓腔内坏死组织积聚,表现为类似实质性的杂乱高回声。脓肿壁钙化时,呈弧形强回声,后伴声影。

(4)伴随征象:肝脏局部肿大或形态改变,脓肿靠近膈面时,可致膈肌局限性抬高,活动受限;或出现右侧胸腔积液;脓肿周围管状结构受压移位;感染源自胆管者可发现胆管阻塞和感染的相应表现。

(三)鉴别诊断

1.不同类型肝脓肿的鉴别

细菌性肝脓肿与阿米巴肝脓肿的治疗原则不同,两者应予鉴别,阿米巴肝脓肿起病常较缓慢,大多有痢疾或腹泻史。脓肿常为单个,体积较大,多位于右肝膈顶部。脓液呈巧克力色,可找到阿米巴滋养体,可与细菌性肝脓肿鉴别。

2.肝癌

肝脓肿早期未液化时呈实质性回声,与肝细胞癌的表现类似。但后者外周可有完整的低回声晕环绕,CDFI检出动脉血流。肝脓肿形成后应与转移性肝肿瘤相区别,腺癌肝脏转移灶多呈"牛眼"征,液化区后方回声不增高或出现衰减。同时应结合临床资料,并在短期内随访观察做出鉴别,必要时应做超声导向穿刺细胞学及组织学检查。

肝内透声较强的转移性肿瘤,如淋巴瘤、平滑肌肉瘤等可与脓肿混淆。鉴别主要依靠病史、实验室检查和诊断性穿刺。

3.其他肝脏占位病变

肝脓肿液化完全、脓液稀薄者需与肝囊肿鉴别。肝囊肿壁薄光滑,侧壁回声失落;肝包虫囊肿内有条状分隔及子囊,边缘可见钙化的强回声及声影;肝脓肿壁较厚,内壁不整,声束散射回声无方向依赖,囊壁显示清晰。同时病史亦完全不同。

4.胰腺假性囊肿

较大的胰腺假性囊肿可使肝左叶向上移位,易误为肝脓肿。应多切面扫查,判断囊肿与周围脏器的关系,并让患者配合深呼吸时根据肝脏与囊肿运动不一致的特点做出鉴别。

第二节　肝弥漫性病变超声诊断

肝脏弥漫性病变为一笼统的概念,是指多种病因所致的肝脏实质弥漫性损害。常见病因有病毒性肝炎、药物性肝炎、化学物质中毒、血吸虫病、肝脏淤血、淤胆、代谢性疾病、遗传性疾病、自身免疫性肝炎等。上述病因均可引起肝细胞变性、坏死,肝脏充血、水肿、炎症细胞浸润,单核吞噬细胞系统及纤维结缔组织增生等病理变化,导致肝功能损害和组织形态学变化。肝脏弥漫性病变的声像图表现,可在一定程度上反映其病理形态学变化,但是对于诊断而言,大多数肝脏弥漫性病变声像图表现缺乏特异性,鉴别诊断较为困难,需结合临床资料及相关检查结果进行综合分析。

一、病毒性肝炎

(一)病理与临床概要

病毒性肝炎是由不同类型肝炎病毒引起,以肝细胞的变性、坏死为主要病变的传染性疾病。按病原学分类,目前已确定的病毒性肝炎有甲型、乙型、丙型、丁型、戊型肝炎5种,通过实验诊断排除上述类型肝炎者称非甲至戊型肝炎。各型病毒性肝炎临床表现相似,主要表现为乏力、食欲减退、恶心、厌油、肝区不适、肝脾大、肝功能异常等,部分患者可有黄疸和发热。甲型和戊型多表现为急性感染,患者大多在6个月内恢复;乙型、丙型和丁型肝炎大多呈慢性感染,少数病例可发展为肝硬化或肝细胞癌,极少数呈重症经过。因临床表现相似,需依靠病原学诊断才能确定病因。

病毒性肝炎的临床分型:①急性肝炎;②慢性肝炎;③重型肝炎;④淤胆型肝炎;⑤肝炎后肝硬化。

病毒性肝炎的基本病理改变包括肝细胞变性、坏死,炎症细胞浸润,肝细胞再生,纤维组织增生等。其中,急性肝炎主要表现为弥漫性肝细胞变性、坏死,汇管区可见炎症细胞浸润,纤维组织增生不明显;慢性肝炎除炎症坏死外,还有不同程度的纤维化;重型肝炎可出现大块或亚大块坏死;肝硬化则出现典型的假小叶改变。

(二)超声表现

1.急性病毒性肝炎

(1)二维超声。①肝脏:肝脏不同程度增大,肝缘角变钝;肝实质回声均匀,呈密集细点状回声(图8-4A);肝门静脉管壁、胆管壁回声增强。②脾:脾大小正常或轻度增大。③胆囊:胆囊壁增厚、毛糙,或水肿呈"双边征",胆汁透声性差,胆囊腔内可见细弱回声;部分病例胆囊腔缩小,或胆囊暗区消失呈类实性改变(图8-4A)。④其他:肝门部或胆囊颈周围可见轻度肿大淋巴结(图8-4B)。

(2)彩色多普勒超声:有研究报道,肝动脉收缩期、舒张期血流速度可较正常高。

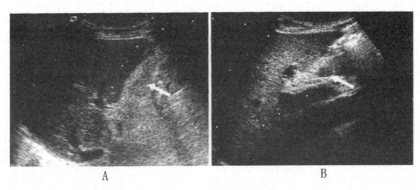

图 8-4 急性病毒性肝炎

二维超声显示肝实质回声均匀,呈密集细点状回声,胆囊缩小,胆囊壁增厚,胆囊腔暗区消失呈类实性改变(A,↑);肝门部淋巴结轻度肿大(B,↑)

2. 慢性病毒性肝炎

(1)二维超声。①肝脏:随肝脏炎症及纤维化程度不同,可有不同表现,轻者声像图表现类似正常肝脏,重者声像图表现与肝硬化接近,肝脏大小多无明显变化;肝脏炎症及纤维化较明显时,肝实质回声增粗、增强,呈短条状或小结节状,分布不均匀,肝表面不光滑(图 8-5A);肝静脉及肝门静脉肝内分支变细及管壁不平整。②脾脏:脾可正常或增大(图 8-5B),增大程度常不及肝硬化,脾静脉直径可随脾增大而增宽。③胆囊:胆囊壁可增厚、毛糙,回声增强,容易合并胆囊结石、息肉样病变等。

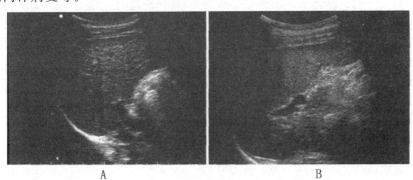

图 8-5 慢性病毒性肝炎

二维超声显示肝表面不光滑,肝实质回声增粗呈短条状,分布不均匀,肝内血管显示欠佳(A);脾增大,下缘角变钝,脾实质回声均匀(B)。肝穿刺活检病理:慢性乙型肝炎 G3/S3(炎症 3 级/纤维化 3 期)

(2)彩色多普勒超声:随着肝脏损害程度加重,特别是肝纤维化程度加重,肝门静脉主干直径逐渐增宽,血流速度随之减慢;肝静脉变细,频谱波形趋于平坦;

脾动、静脉血流量明显增加。

3.重型病毒性肝炎

(1)二维超声。①肝脏:急性重型病毒性肝炎,肝细胞坏死明显时,肝脏体积可缩小,形态失常,表面欠光滑或不光滑(图 8-6A),实质回声紊乱,分布不均匀,肝静脉逐渐变细甚至消失;亚急性重型病毒性肝炎,如肝细胞增生多于坏死,则肝脏缩小不明显;慢性重型病毒性肝炎的声像表现类似慢性肝炎,如在肝硬化基础上发生重症肝炎,则声像图具有肝硬化的特点。②胆囊:胆囊可增大,胆囊壁水肿增厚,胆汁透声性差,可见类实性回声(图 8-6A)。③脾脏:可增大或不大。④腹水(图 8-6A)。

(2)彩色多普勒超声:重型病毒性肝炎患者较易出现肝门静脉高压表现,如附脐静脉重新开放(图 8-6B),肝门静脉血流速度明显减低或反向等。

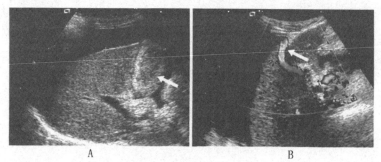

图 8-6　重型病毒性肝炎

二维超声显示肝脏形态失常,右肝缩小,肝表面欠光滑,肝实质回声增粗,分布均匀,胆囊壁增厚,不光滑,胆囊腔内充满类实性回声(A↑),后方无声影,肝前间隙见液性暗区(A);CDFI 显示附脐静脉重开,可见出肝血流显示(B↑)

4.其他

淤胆型肝炎声像图表现无特异性。肝炎后肝硬化超声表现见肝硬化。

(三)诊断与鉴别诊断

病毒性肝炎主要需与下列疾病鉴别。

(1)淤血肝:继发于右心功能不全,声像图显示肝大,肝静脉及下腔静脉扩张,搏动消失,血流速度变慢或有收缩期反流,肝门静脉一般不扩张。急、慢性肝炎肝脏可增大,肝静脉及下腔静脉无扩张表现,且慢性肝炎及肝炎后肝硬化者多数肝静脉变细。

(2)脂肪肝:肝大,肝缘角变钝,肝实质回声弥漫性增强,但光点细密,并伴有不同程度的回声衰减,肝内管道结构显示模糊,肝门静脉不扩张。

（3）血吸虫性肝病：患者有流行区疫水接触史，声像图显示肝实质回声增强、增粗，分布不均匀，以汇管区回声增强较明显，呈较具特征性的网格状或地图样改变。

（4）药物中毒性肝炎：由于毒物影响肝细胞代谢和肝血流量，导致肝细胞变性、坏死。声像图显示肝脏增大，肝实质回声增粗、增强，分布欠均匀，与慢性病毒性肝炎类似，鉴别诊断需结合临床病史及相关实验室检查结果综合分析。

（5）酒精性肝炎：声像图表现可与病毒性肝炎类似，诊断需结合临床病史特别是饮酒史。

二、肝硬化

（一）病理与临床概要

肝硬化是一种常见的由不同原因引起的肝脏慢性、进行性、弥漫性病变。肝细胞变性、坏死，炎症细胞浸润，继而出现肝细胞结节状再生及纤维组织增生，致肝小叶结构和血液循环途径被破坏、改建，形成假小叶，使整个肝脏变形、变硬而形成肝硬化。

根据病因及临床表现的不同有多种临床分型。我国最常见为门脉性肝硬化，其次为坏死后性肝硬化以及胆汁性、淤血性肝硬化等。肝硬化按病理形态又可分为小结节型、大结节型、大小结节混合型。门脉性肝硬化主要病因有慢性肝炎、酒精中毒、营养缺乏和毒物中毒等，主要属小结节型肝硬化，结节最大直径一般不超过 1 cm。坏死后性肝硬化多由亚急性重型肝炎、坏死严重的慢性活动性肝炎、严重的药物中毒发展而来，属于大结节及大小结节混合型肝硬化，结节大小悬殊，直径为 0.5～1.0 cm，最大结节直径可达6 cm。坏死后性肝硬化病程短，发展快，肝功能障碍明显，癌变率高。

肝硬化的主要临床表现：代偿期多数患者无明显不适或有食欲减退、乏力、右上腹隐痛、腹泻等非特异性症状，肝脏不同程度增大，硬度增加，脾轻度增大或正常。失代偿期上述症状更明显，并出现腹水、脾增大、食管-胃底静脉曲张等较为特征性表现，晚期有进行性黄疸、食管静脉曲张破裂出血、肝性脑病等。

（二）超声表现

1.肝脏大小、形态

肝硬化早期肝脏可正常或轻度增大。晚期肝形态失常，肝脏各叶比例失调，肝脏缩小,以右叶为著(图8-7);左肝和尾状叶相对增大,严重者肝门右移。右叶下缘角或左叶外侧缘角变钝。肝脏活动时的顺应性及柔软性降低。

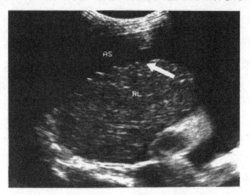

图8-7 肝硬化

二维超声显示右肝(RL)缩小,形态失常,肝表面呈锯齿状(↑),肝实质回声增粗,分布不均匀,肝内血管显示不清,肝静脉变细;肝前间隙见液性暗区(AS)

2.肝表面

肝表面不光滑,凹凸不平,呈细波浪、锯齿状(图8-7)、大波浪状或凸峰状。用5 MHz或7.5 MHz高频探头检查,显示肝表面更清晰,甚至可见细小的结节。有腹水衬托时,肝表面改变亦更清晰。

3.肝实质回声

肝实质回声弥漫性增粗、增强,分布不均匀,部分患者可见低回声或等回声结节(图8-8)。

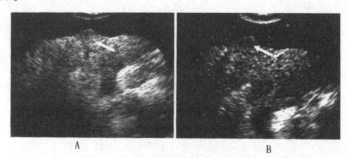

图8-8 肝硬化结节

二维超声显示肝缩小,肝表面凹凸不平,右肝前叶肝包膜下一稍低回声结节,向肝外突出,结节边界不清,内部回声均匀(A↑);CDFI显示等回声结节内部无明显血流显示(B↑)

4.肝静脉

早期肝硬化肝内管道结构无明显变化。后期由于肝内纤维结缔组织增生、肝细胞结节状再生和肝小叶重建挤压管壁较薄的肝静脉,致肝静脉形态失常,管径变细或粗细不均,走行迂曲,管壁不光滑,末梢显示不清。CDFI显示心房收缩间歇期肝静脉回心血流消失,多普勒频谱可呈二相波或单相波,频谱低平,可能与肝静脉周围肝实质纤维化和脂肪变性使静脉的顺应性减低有关。

5.肝门静脉改变及门静脉高压征象

(1)肝门静脉系统内径增宽,主干内径>1.3 cm,随呼吸内径变化幅度小或无变化,CDFI显示肝门静脉呈双向血流或反向血流,肝门静脉主干血流反向是肝门静脉高压的特征性表现之一。肝门静脉血流速度减慢,血流频谱平坦,其频谱形态及血流速度随心动周期、呼吸、运动和体位的变化减弱或消失。

(2)侧支循环形成:也是肝门静脉高压的特征性表现之一。

附脐静脉开放:肝圆韧带内或其旁出现无回声的管状结构,自肝门静脉左支矢状部向前、向下延至脐,部分附脐静脉走行可迂曲(图 8-9A),CDFI显示为出肝血流(图 8-9B),多普勒频谱表现为肝门静脉样连续带状血流。

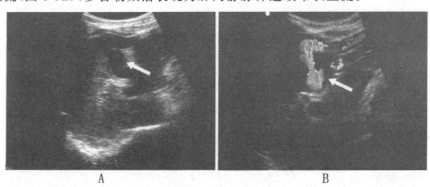

图 8-9　附脐静脉重开

二维超声显示附脐静脉迂曲扩张,自肝门静脉左支矢状部行至肝外

腹壁下(A↑);CDFI显示为出肝血流(B↑)

胃冠状静脉(胃左静脉)扩张、迂曲,内径>0.5 cm。肝左叶和腹主动脉之间纵向或横向扫查显示为迂曲的管状暗区或不规则囊状结构,CDFI显示其内有不同方向的血流信号充填(图 8-10),为肝门静脉样血流频谱。胃冠状静脉是肝门静脉主干的第1个分支,肝门静脉压力的变化最先引起胃冠状静脉压力变化,故胃冠状静脉扩张与肝门静脉高压严重程度密切相关。

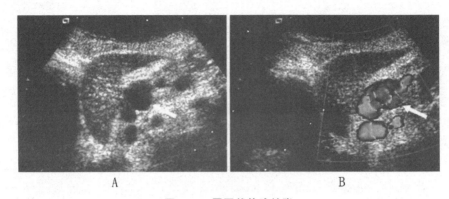

图 8-10　胃冠状静脉扩张

二维超声显示胃冠状静脉呈囊状扩张,边界清晰(A↑);CDFI 显示暗区内
红蓝相间不同方向的彩色血流信号(B↑)

脾肾侧支循环形成:脾脏与肾脏之间出现曲管状或蜂窝状液性暗区,可出现在脾静脉与肾静脉之间、脾静脉与肾包膜之间或脾包膜与肾包膜之间,呈肝门静脉样血流频谱。

脾胃侧支循环形成:脾静脉与胃短静脉之间的交通支,表现为脾上极内侧迂曲管状暗区或蜂窝状暗区(图 8-11),内可探及门静脉样血流频谱。

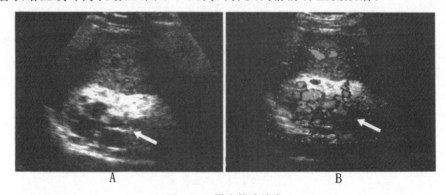

图 8-11　胃底静脉扩张

二维超声显示脾上极内侧相当于胃底部蜂窝状暗区(A↑);CDFI 显示暗区内充满血流信号(B↑)

(3)脾脏增大,长度>11 cm,厚度>4 cm(男性)、>3.5 cm(女性),脾实质回声正常或增高。如有副脾者亦随之增大。脾静脉迂曲、扩张,内径>0.8 cm(图 8-12)。

(4)肠系膜上静脉扩张,内径>0.7 cm,部分可呈囊状扩张。

(5)腹水:多表现为透声性好的无回声区。少量腹水多见于肝周或盆腔;大量腹水则可在肝周、肝肾隐窝、两侧腹部、盆腔见大片液性暗区,肠管漂浮其中。

如合并感染,液性暗区内可见细弱回声漂浮或纤细光带回声。

（6）肝门静脉血栓及肝门静脉海绵样变。

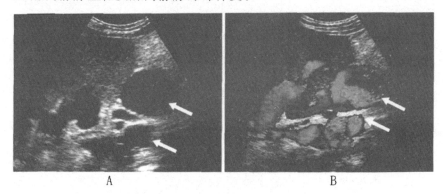

图 8-12　脾静脉瘤样扩张

二维超声显示脾门区血管迂曲扩张,部分呈囊状改变(A↑);CDFI 显示扩

张管腔内充满彩色血流信号(B↑)

6.胆囊

胆囊壁增厚、毛糙,回声增强。肝门静脉高压时,胆囊静脉或淋巴回流受阻,胆囊壁可明显增厚呈"双边"征。

(三)不同类型肝硬化特点及超声表现

1.门脉性肝硬化及坏死后性肝硬化

以上述超声表现为主。

2.胆汁性肝硬化

胆汁性肝硬化的发生与肝内胆汁淤积和肝外胆管长期梗阻有关。前者多由肝内细小胆管疾病引起胆汁淤积所致,其中与自身免疫有关者,称原发性胆汁性肝硬化,较少见。后者多继发于炎症、结石、肿瘤等病变引起肝外胆管阻塞,称为继发性胆汁性肝硬化,较多见。主要病理表现为肝大,呈深绿色,边缘钝,硬度增加,表面光滑或略有不平。主要临床表现为慢性梗阻性黄疸和肝脾大,皮肤瘙痒,血清总胆固醇及 ALP、GGT 显著增高。晚期可出现肝门静脉高压和肝衰竭。

二维超声:肝脏大小正常或轻度增大,原发性胆汁性肝硬化则进行性增大。肝表面可平滑或不平整,呈细颗粒状或水纹状。肝实质回声增多、增粗,分布不均匀。肝内胆管壁增厚、回声增强,或轻度扩张。如为肝外胆管阻塞可观察到胆管系统扩张及原发病变声像。

3.淤血性肝硬化

慢性充血性心力衰竭,尤其是右心衰竭使肝脏淤血增大。长期淤血、缺氧,使肝小叶中央区肝细胞萎缩变性甚至消失,继之纤维化并逐渐扩大,与汇管区结缔组织相连,引起肝小叶结构改建,形成肝硬化。淤血性肝硬化肝脏可缩小,肝表面光滑或呈细小颗粒状,断面呈红黄相间斑点,状如槟榔,红色为肝小叶中央淤血所致,黄色为肝小叶周边部的脂肪浸润。临床以右心衰竭及肝硬化的表现为主。

二维超声:早期肝脏增大,晚期缩小,肝表面光滑或稍不平整,肝实质回声增粗、增强,分布尚均匀。下腔静脉、肝静脉扩张,下腔静脉内径达 3 cm,肝静脉内径可达 1 cm 以上,下腔静脉管径随呼吸及心动周期变化减弱或消失(图 8-13A)。彩色多普勒超声显示收缩期流速减低,或成反向血流,舒张期血流速度增加(图 8-13B)。肝门静脉扩张,脾增大,腹水。

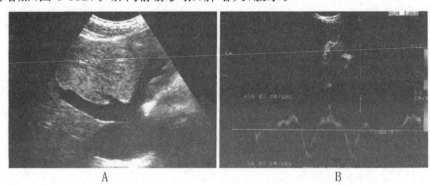

图 8-13 淤血肝

二维超声显示肝静脉、下腔静脉管径增宽(A);频谱多普勒显示肝静脉(B)及下腔静脉频谱呈三尖瓣反流波形,V 波、D 波波幅较高,S 波降低

(四)诊断与鉴别诊断

典型肝硬化,特别是失代偿期肝硬化,其声像图表现具有一定的特点,诊断并不困难,但不能从声像图上区分门静脉性、坏死后性、原发性胆汁性肝硬化等肝硬化类型。早期肝硬化超声表现可与慢性肝炎类似,超声诊断较困难,需肝穿刺活检病理确定。继发性胆汁性肝硬化、淤血性肝硬化则需结合病史、原发病变表现,以及肝脏声像改变、脾脏大小、有无肝门静脉高压等表现,综合判断分析。肝硬化需与下列疾病鉴别。

1.弥漫型肝癌

多在肝硬化基础上发生,肿瘤弥漫分布,与肝硬化鉴别有一定难度,鉴别诊断要点见表 8-1。

表 8-1 弥漫型肝癌与肝硬化鉴别

鉴别项目	弥漫性肝癌	肝硬化
肝脏大小、形态	肝脏增大,形态失常,肝表面凹凸不平	肝脏缩小(以右叶明显),形态失常
肝内管道系统	显示不清	可显示,特别是较大分支显示清楚,但形态及走行失常,末梢显示不清
肝门静脉栓子	肝门静脉管径增宽、管壁模糊或局部中断,管腔内充满实性回声,其内可探及动脉血流信号,超声造影栓子在动脉期有增强(癌栓)	无或有,后者表现肝门静脉较大分支内实性回声,其内部无血流信号,超声造影无增强(血栓)。肝门静脉管壁连续,与肝门静脉内栓子分界较清
CDFI	肝内血流信号增多、紊乱,可探及高速高阻或高速低阻动脉血流信号	肝内无增多、紊乱的异常血流信号
临床表现	常有消瘦、乏力、黄疸等恶病质表现。AFP可持续升高	无或较左侧所述表现轻

2.肝硬化结节与小肝癌的鉴别

部分肝硬化再生结节呈圆形、椭圆形,球体感强,需要与小肝癌鉴别。肝硬化再生结节声像表现与周围肝实质相似,周边无"声晕"(图 8-14A);而小肝癌内部回声相对均匀,部分周边可见"声晕"。CDFI:前者内部血流信号不丰富(图 8-14B)或以静脉血流信号为主,若探及动脉血流信号则为中等阻力;后者内部以动脉血流信号为主,若探及高速高阻或高速低阻动脉血流信号更具诊断价值。超声造影时,肝硬化结节与肝实质呈等增强或稍低增强;而典型小肝癌动脉期表现为高增强,门静脉期及延迟期表现为低增强。动态观察肝硬化结节生长缓慢,小肝癌生长速度相对较快。

3.慢性肝炎及其他弥漫性肝实质病变

早期肝硬化与慢性肝炎及其他弥漫性肝实质病变声像图表现可相似,鉴别诊断主要通过肝穿刺活检。

三、酒精性肝病

(一)病理与临床概要

酒精性肝病(alcoholic liver disease,ALD)是由于长期大量饮酒导致的中毒性肝损害,主要包括酒精性脂肪肝、酒精性肝炎、酒精性肝硬化。酒精性肝病是西方国家肝硬化的主要病因(占 $80\% \sim 90\%$)。在我国酒精性肝病有增多趋势,成为肝硬化的第二大病因,仅次于病毒性肝炎。

酒精性脂肪肝、酒精性肝炎及酒精性肝硬化是酒精性肝病发展不同阶段的主要病理变化,病理特点如下。

1.酒精性脂肪肝

肝小叶内>30%的肝细胞发生脂肪变,以大泡性脂肪变性为主,可伴或不伴有小坏死灶及肝窦周纤维化。戒酒2~4周后轻度脂肪变可消失。

2.酒精性肝炎

肝细胞气球样变、透明样变,炎症坏死灶内有中性粒细胞浸润。可伴有不同程度的脂肪变性及纤维化。

3.酒精性肝硬化

典型者为小结节性肝硬化,结节直径为1~3 mm;晚期再生结节增大,结节直径可达3~5 mm,甚至更大。结节内有时可见肝细胞脂肪变或铁颗粒沉积,可伴有或不伴有活动性炎症。

(二)超声表现

1.酒精性脂肪肝

声像图表现类似脂肪肝,肝脏增大,肝实质回声较粗、较高、较密集,深部回声逐渐衰减,膈肌回声显示欠清,肝内管道结构模糊。由于声波衰减,CDFI显示肝门静脉、肝静脉血流充盈不饱满。脾无明显增大。

2.酒精性肝炎

肝脏增大,肝实质回声增粗、增强,分布均匀或欠均匀,回声衰减不明显,肝内管道结构及膈肌显示清楚。肝门静脉、肝静脉血流充盈饱满。

3.酒精性肝硬化

声像图表现与门脉性肝硬化相似。早期肝脏增大,晚期缩小。肝表面不光滑,肝实质回声增粗,分布不均匀,肝门静脉增宽,脾大。晚期可出现腹水、肝门静脉高压表现。

(三)诊断与鉴别诊断

酒精性肝病超声表现无特异性,诊断需结合病史,特别是酗酒史。而准确诊断不同类型酒精性肝病,则需通过肝穿刺活检病理诊断。需要与下列疾病鉴别。

(1)脂肪肝:声像图表现与酒精性脂肪肝相似,病因诊断需结合病史。

(2)病毒性肝炎:不同病程阶段病毒性肝炎声像图表现不一,部分表现与酒精性肝炎相似,病因诊断需结合病史及相关实验室检查。

（3）淤血肝：声像图显示肝大，肝静脉及下腔静脉扩张，搏动消失，收缩期血流速度变慢或有收缩期反流，肝门静脉不扩张；而酒精性肝炎则无肝静脉及下腔静脉扩张和相应血流改变。

四、脂肪肝

（一）病理与临床概要

随着生活水平的不断提高，脂肪肝的发病率也正在逐渐上升。脂肪肝是一种获得性、可逆性代谢疾病，当肝内脂肪含量超过肝重量的5％时可称为脂肪肝。早期或轻度脂肪肝经治疗后可以逆转为正常。引起脂肪肝的主要原因有肥胖、过度的酒精摄入、高脂血症、糖尿病、长期营养不良、内源性或外源性的皮质类固醇增多症、怀孕、长期服用药物（胼类、磺胺类药物、部分化疗药物等）、化学品中毒（四氯化碳、磷、砷等）等。此外，重症肝炎、糖原沉积病、囊性纤维病、胃肠外营养等也可引起脂肪肝。肝内脂肪含量增高时，肝细胞会出现脂肪变性，以大泡性肝细胞脂肪变性为主，偶可见点状、灶状坏死，并可伴轻度纤维组织增生。脂肪肝进一步发展会转变为肝纤维化，甚至肝硬化，导致肝功能明显下降。脂肪肝一般以弥漫浸润多见，也可表现为局部浸润，导致局限性脂肪肝。脂肪肝一般无特征性临床症状，可有疲乏、食欲缺乏、嗳气、右上腹胀痛等症状，可伴有肝脏增大体征，血脂增高或正常，肝功能可轻度异常。

（二）超声表现

脂肪肝的声像图表现与肝脏脂肪沉积的量及形式有关，可分为弥漫浸润型脂肪肝及非均匀性脂肪肝两大类。

1. 弥漫浸润型脂肪肝

弥漫浸润型脂肪肝是脂肪肝常见的类型，其声像图特点如下。

（1）肝实质前段回声增强，光点密集、明亮，呈云雾状，故有"亮肝"之称；肝实质后段回声随着深度增加而逐渐减弱，即回声衰减，且与前段增强回声无明显分界。膈肌因回声衰减可显示不清。

（2）肝脏内部管道结构显示欠清，较难显示肝门静脉及肝静脉的较小分支，管道壁回声亦相对减弱。因回声衰减，CDFI显示肝内肝门静脉及肝静脉血流充盈不饱满或欠佳（图8-14A），适当降低频率有助于更清楚地显示肝门静脉血流（图8-14B）。

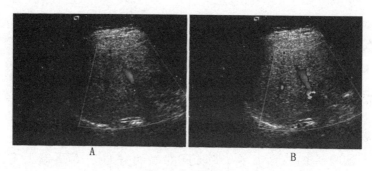

图 8-14 脂肪肝

因脂肪肝后方回声衰减,CDFI 显示肝内门静脉及肝静脉血流充盈不饱满,适当降低频率有
助于更清楚显示肝门静脉血流(A 为 3 MHz,B 为 1.75 MHz)

(3)肝肾对比征阳性(图 8-15)。正常情况下肝脏回声略高于肾实质。脂肪
肝时,肝脏回声与肾实质回声对比,增强更加明显。轻度脂肪肝肝脏内部回声改
变不明显时,可通过此征象进行判断。

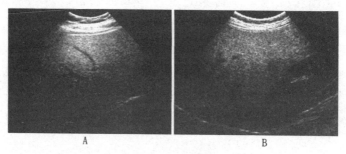

图 8-15 脂肪肝

二维超声显示肝实质前段回声增强,光点密集、明亮,呈"亮肝"改变,后段回声衰减(A);肝
脏回声与肾实质回声对比明显增强,即肝肾对比征阳性(B)

(4)脂肪肝明显时,可伴有肝脏弥漫性增大,肝形态饱满,边缘变钝。文献报
道可根据肝实质回声、肝内管道及膈肌显示情况,将弥漫性脂肪肝分为轻度、中
度和重度 3 型(表 8-2)。但超声判断中度及重度脂肪肝往往容易出现误差,而分
辨中度及重度脂肪肝的临床意义不大,故可参考上述标准,只对轻度及中、重度
脂肪肝进行区分。

表 8-2 脂肪肝程度的超声分型

分型	肝脏前段回声	肝脏后段回声	肝内管道及膈肌显示情况
轻度	稍增强	稍衰减	正常显示
中度	增强	衰减	显示欠佳,提高增益可显示
重度	明显增强	明显衰减	显示不清

2.非均匀性脂肪肝

非均匀性脂肪肝是由于肝脏内局限性脂肪浸润,或脂肪肝内出现局灶性脂肪沉积缺失区,该区域为正常肝组织。非均匀性脂肪肝可表现为局灶性高或低回声区,容易误认为肝脏肿瘤。

(1)二维超声可表现为以下类型。①弥漫非均匀浸润型(图 8-16):或称肝脏局灶性脂肪缺失,即肝脏绝大部分区域脂肪变,残存小片正常肝组织;声像图表现为背景肝呈脂肪肝声像,肝内出现局灶性低回声区,好发于肝脏左内叶及右前叶近胆囊区域或肝门静脉左、右支前方,也可见于尾状叶以及肝右叶包膜下区域;可单发或多发,其范围不大,形态多样,多呈类圆形或不规则长条形,一般边界清晰,无包膜回声,内部回声尚均匀。②叶段浸润型(图 8-17):脂肪浸润沿叶段分布,声像表现为部分叶段呈脂肪肝表现,回声密集、增强;而另一部分叶段呈相对低回声,两者间分界明显,有"阴阳肝"之称,分界线与相应间裂吻合,线条平直,边界清楚。③局限浸润型及多灶浸润型:肝内局限性脂肪浸润,前者单发或2~3个,后者弥漫分布,呈局灶性致密的高回声,形态圆形或不规则,部分后方回声衰减;背景肝实质相对正常,表现为相对较低的回声区,部分局限脂肪浸润声像随时间变化较快,可在短期内消失。

(2)彩色多普勒超声:病变区域内部及周边可见正常走行肝门静脉或肝静脉分支,无明显异常血流信号(图 8-16B,图 8-17B、C)。

当肝脏出现以下脂肪肝典型表现:肝实质回声弥漫增强,肝肾回声对比增强,伴深部回声衰减;肝内血管壁回声减弱,显示欠清,则脂肪肝诊断较容易,其诊断敏感性可达85%以上,特异性达95%。

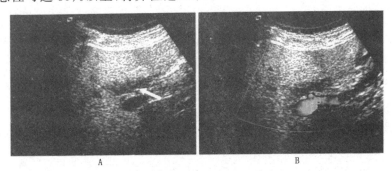

A   B

图 8-16　非均匀性脂肪肝

二维超声显示左肝内叶实质内肝门静脉左支前方局限性片状低回声区,边界尚清,内部回声尚均匀(A↑);CDFI 显示低回声区内部无血流信号(B),为弥漫非均匀浸润型脂肪肝

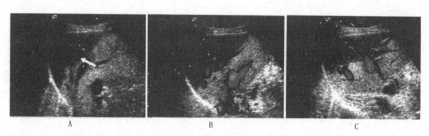

图 8-17　非均匀性脂肪肝

二维超声显示肝内部分叶段呈脂肪肝表现,回声密集、增强,而另一部分叶段呈相对低回声,两者间分界明显(A↑),呈"阴阳肝"改变;CDFI 显示肝内血管走形正常,血流充盈饱满(B,C),为叶段浸润型脂肪肝

（三）诊断与鉴别诊断

（1）弥漫性脂肪肝应与表现为强回声的肝脏弥漫性病变鉴别,如慢性肝炎、肝硬化。肝硬化也可出现肝后段回声衰减,但回声多呈不均匀增粗,或呈结节状低回声,且出现肝门静脉高压表现,如肝门静脉扩张、侧支循环、脾脏增大、腹水等。

（2）体型肥胖者因腹壁皮下脂肪较厚,可出现回声衰减,需与脂肪肝鉴别,但其衰减对肝、肾均有影响,故肝肾对比不明显;而脂肪肝则肝肾对比征阳性。

（3）非均匀性脂肪肝与肝脏肿瘤的鉴别:①表现为局灶性低回声区时（弥漫非均匀浸润型）需与肝癌鉴别;②表现为局灶性高回声区时（局限浸润型）需与高回声型血管瘤及肝癌鉴别;③表现为弥漫分布高回声区时（多灶浸润型）需与肝转移瘤鉴别。

非均匀性脂肪肝无占位效应,无包膜,病变靠近肝包膜时无向肝表面局部膨出的表现;穿行于病变区域的肝门静脉或肝静脉走行正常,无移位或变形,内部及周边未见明显异常血流信号;另外,在两个相互垂直的切面测量病变范围时,径线差别较大,表明不均匀脂肪变呈不规则片状浸润。而血管瘤边缘清晰,多呈圆形或椭圆形,内部回声呈筛网状改变,周边可见线状高回声,较大者内部可见少许低阻动脉血流信号。肝癌及转移瘤均有明显占位效应,边界较清楚,部分可见声晕,周边及内部可见较丰富高阻动脉血流信号,周边血管移位、变形、中断,肝转移瘤可出现"靶环征"等特征性改变。鉴别时应注意肝脏整体回声改变,非均匀性脂肪肝往往有脂肪肝背景,另外需要结合临床检验 AFP 结果来分析,必要时行超声造影检查,有利于明确诊断。

五、肝血吸虫病

（一）病理与临床概要

血吸虫病是由血吸虫寄生于人体引起的寄生虫病。日本血吸虫病在我国主要流行于长江流域及其以南地区。主要病理改变是由于虫卵沉积在肝脏及结肠壁组织,引起肉芽肿和纤维化等病变。在肝脏,虫卵随肝门静脉血流达肝门静脉小分支,在汇管区形成急性虫卵结节,汇管区可见以嗜酸性粒细胞为主的细胞浸润。晚期肝门静脉分支管腔内血栓形成及肝门静脉周围大量纤维组织增生致管壁增厚,增生的纤维组织沿肝门静脉分支呈树枝状分布,形成特征性的血吸虫病性干线型肝纤维化。由于肝内肝门静脉分支阻塞及周围纤维化最终导致窦前性肝门静脉高压。此外,肝门静脉阻塞还可致肝营养不良和萎缩,肝脏体积缩小,但左叶常增大。严重者可形成粗大突起的结节(直径可在 2～5 cm),表面凹凸不平。肝细胞坏死与再生现象不显著。

临床表现因虫卵沉积部位、人体免疫应答水平、病期及感染度不同而有差异。一般可分为急性、慢性、晚期 3 种类型。急性期主要表现为发热、肝大与压痛、腹痛、腹泻、便血等,血嗜酸性粒细胞显著增多。慢性期无症状者常于粪便普查或因其他疾病就医时发现;有症状者以肝脾大或慢性腹泻为主要表现。晚期主要为肝门静脉高压的表现,如腹水、巨脾、食管静脉曲张等。

(二)超声表现

1.急性血吸虫病

(1)肝脏超声表现无明显特异性,主要表现为肝脏轻度增大,肝缘角圆钝。肝实质回声稍增高、增密,分布欠均匀。病情较重者可在汇管区旁见边界模糊的小片状低回声区。肝内管道结构清晰,走向正常,肝门静脉管壁可增厚,欠光滑。

(2)脾脏增大。

2.慢性期血吸虫病及血吸虫性肝硬化

(1)肝形态正常或失常。可见肝右叶萎缩,左叶增大,肝缘角圆钝。

(2)肝表面呈锯齿状或凸凹不平。

(3)肝实质回声根据肝门静脉主干及其分支周围纤维组织增生程度不同而异,二维超声表现为:①鳞片状回声,肝内弥漫分布纤细稍高回声带,将肝实质分割形成小鳞片状,境界不清楚,范围为 3～5 cm;②斑点状强回声,在肝实质内弥漫分布大小不一的斑点状强回声,可伴声影,多为虫卵钙化所致;③网格状回声(图 8-18),肝实质内见纤细或增粗的高回声带,形成大小不一的网格状回声,网格内部肝实质呈低至中等回声,范围 2～5 cm,网格境界较模糊,也可境界清楚,形成近似圆形的低回声,易误诊为肝肿瘤。网格回声的高低及宽窄,反映了肝纤维化程度。

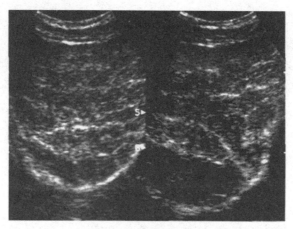

图 8-18　肝血吸虫病

二维超声显示肝脏大小、形态基本正常,肝表面欠光滑,肝实质回声增粗、分布不均匀,

肝内弥漫分布条索状高回声呈网格状,肝内血管显示不清

(4)肝门静脉管壁增厚、毛糙,回声增强。肝静脉末梢变细、回声模糊或不易显示。

(5)脾脏增大,脾静脉增宽,内径超过 0.8 cm,脾实质回声均匀。

(6)腹水,病变晚期,腹腔内可探及大片液性暗区。

(7)彩色多普勒超声,肝门静脉高压时,肝门静脉、脾静脉及肠系膜上静脉不同程度扩张,血流速度减慢,侧支循环形成。

(三)诊断与鉴别诊断

1.肝炎后肝硬化

肝炎后肝硬化多为病毒性肝炎等引起,肝脏弥漫性纤维组织增生,肝细胞再生结节形成,直径多在1 cm以内,肝内回声增粗、增强,分布不均匀,可见散在分布的小结节状低回声团,边界模糊,但无血吸虫病肝纤维化时出现的"网格状回声"或"鳞片状回声",脾大程度不及血吸虫性肝硬化;而血吸虫病由血吸虫卵的损伤引起,主要累及肝内肝门静脉分支,其周围纤维组织增生,肝实质损害轻、肝内出现粗大龟壳样纹理,呈"网格状",脾大明显。

2.肝细胞癌

血吸虫性肝硬化,肝内出现较粗大的网格状高回声,分割包绕肝实质,形成低或中等回声团,可类似肝癌声像,但其病变为弥漫分布,改变扫查切面时无球体感,是假性占位病变;而结节型肝癌病灶数目可单个或多个,肿块周围常有"声晕",球体感明显,可有肝门静脉癌栓、肝门部淋巴结肿大,结合肝炎病史及甲胎蛋白检查不难鉴别。

六、肝吸虫病

(一)病理与临床概要

肝吸虫病又称华支睾吸虫病,是华支睾吸虫寄生在人体胆管系统内引起的一种疾病。此病多发生在亚洲,在我国主要流行于华南地区。因进食未煮熟的鱼虾而感染,盐腌鱼干不能杀死虫卵也可引起本病。

1.病理变化

由于虫体和虫卵的机械刺激和代谢排泄物毒性作用,造成胆管上皮细胞脱落,并发生腺瘤样增生,管壁增厚,管腔逐渐狭窄。虫体和虫卵阻塞引起胆汁淤积,胆管发生囊状或柱状扩张。肝细胞脂肪变性、萎缩、坏死。肝脏病变以左肝为著。胆管阻塞常继发细菌感染,导致胆管炎、胆囊炎、胆管源性肝脓肿。死虫碎片、虫卵、脱落胆管上皮细胞还可成为胆石的核心。长期机械刺激及毒性产物作用,可造成胆管上皮腺瘤样增生,有可能演变成胆管细胞癌。

2.临床表现

本病症状及病程变化差异较大。轻度感染者可无症状;中度感染者可出现食欲缺乏、消化不良、疲乏无力、肝大、肝区不适;重度感染者有腹泻、营养不良、贫血、水肿、消瘦等症,晚期可出现肝硬化、腹水,胆管细胞癌。粪便及十二指肠引流液中可发现虫卵,免疫学试验有助于本病诊断。

(二)超声表现

(1)肝脏轻度增大,以左肝为著,可能左肝管较平直,虫卵更易入侵所致。肝包膜尚光滑,重症者肝包膜可增厚并凸凹不平。

(2)肝实质回声增粗、增强,分布不均匀,可见模糊的小片状中等回声沿胆管分布(图 8-19)。

(3)肝内胆管不同程度扩张,其腔内有强弱不一的点状回声,胆管壁增厚、回声增强,肝内小胆管扩张呈间断的等号状强回声。较多的虫体局限聚集于某一处呈较大光团回声。

(4)肝外胆管扩张、胆囊增大,扩张胆管腔及胆囊腔内可见点状及斑状弱回声,后方无声影,随体位改变可出现漂浮,胆囊壁增厚、不光滑。

(5)晚期可导致肝硬化,有脾大、腹水等表现。

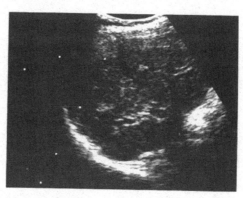

图 8-19　肝吸虫病

二维超声显示肝实质回声粗乱,肝内见多个小片状稍高回声,沿胆管走行分布,胆管壁增厚、回声增强,肝内血管显示欠清

(三)诊断与鉴别诊断

1.肝血吸虫病

两者声像图均表现为肝内回声增粗、增多及网格状回声改变,但血吸虫肝病一般不会有肝内小胆管间断的等号状扩张以及胆囊及扩张的胆总管内成虫的细管状高回声。结合流行病学、临床表现及实验室检查,一般不难鉴别。

2.病毒性肝炎

病毒性肝炎与肝吸虫病临床表现相似,但前者消化道症状如食欲缺乏、厌油、恶心、腹胀等均较后者明显。急性肝炎可表现为肝脏增大、肝实质回声减低,肝内管道结构回声增强,胆囊壁水肿、增厚,胆囊腔缩小,但无肝吸虫病肝内胆管的等号状扩张及胆囊腔内成虫的细管状高回声。

3.肝硬化

肝吸虫病晚期可引起肝硬化,其表现与胆汁淤积性肝硬化相同,主要依靠病史及实验室检查加以鉴别。

七、肝豆状核变性

(一)病理与临床概要

肝豆状核变性是一种常染色体隐性遗传性疾病,铜代谢障碍引起过多的铜沉积在脑、肝脏、角膜、肾等部位,引起肝硬化、脑变性病变等。主要表现为进行性加剧的肢体震颤、肌强直、构音障碍、精神症状、肝硬化及角膜色素环等。多数在儿童、青少年或青年起病。本病起病隐匿,病程进展缓慢。以肝脏为首发表现者,可有急性或慢性肝炎、肝脾大、肝硬化、脾亢、腹水等表现,易误诊为其他肝病。铜过多沉积在肝脏,早期引起肝脏脂肪浸润,铜颗粒沉着呈不规则分布的岛状及溶酶体改变,继而发生肝实质坏死、软化及纤维组织增生,导致结节性肝硬化。

实验室检查的特征性改变为尿铜量增多和血清铜蓝蛋白降低,肝组织含铜量异常增高,血清铜氧化酶活性降低。

(二)超声表现

(1)早期肝脏大小、形态正常,包膜光滑,随疾病进展肝脏缩小,包膜增厚、不光滑。

(2)早期肝实质回声增粗、增强,分布不均匀,可呈强弱不等短线状或密布弧线状、树枝状回声。

(3)晚期为结节性肝硬化表现,肝实质回声不均,呈结节状改变,肝内血管显示不清,肝静脉变细、走行失常(图 8-20),门静脉频谱形态异常,肝门静脉、脾静脉扩张,血流速度减慢,肝门静脉高压声像(如附脐静脉重开)、腹水等。

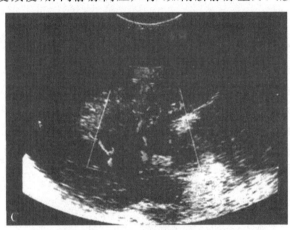

图 8-20 肝豆状核变性

二维超声显示右肝萎缩,肝表面凹凸不平,肝实质回声增粗,分布不均匀,可见散在分布等回声小结节,部分向肝外突出,边界不清,肝内血管显示不清,肝前间隙见大片液性暗区;CDFI 显示结节边缘可见短条状血流,内部无明显血流信号

(三)诊断与鉴别诊断

本病主要与急慢性肝炎、肝炎后肝硬化鉴别,主要依靠病史及实验室检查。

八、肝糖原累积病

肝糖原累积病是一组罕见的隐性遗传性疾病。本病特点为糖中间代谢紊乱,由于肝脏、肌肉、脑等组织中某些糖原分解和合成酶的缺乏致糖原沉积在肝脏、肌肉、心肌、肾等组织内,引起肝脾大、血糖偏低、血脂过高等症状,多发生于幼儿和儿童期。病理:光镜下见肝细胞弥漫性疏松变性,汇管区炎症细胞浸润,少量枯否细胞增生肥大;电镜下肝细胞胞质内见大量糖原堆积及大小不等的脂滴,线粒体有浓聚现象,内质网等细胞器数量减少且有边聚现象。临床上可触及增大的肝脏表面平滑,质地较硬而无压痛。

超声表现:肝脏明显增大,表面光滑,肝实质回声增密、增强,后方无明显衰减。由于声像图表现无特异性,诊断时需结合临床,确诊依靠肝穿刺活检。

九、肝淀粉样变性

淀粉样变性是一种由淀粉样物质在组织细胞中沉积引起的代谢性疾病,主要累及心、肝、肾及胃肠道等器官。该病常见于中老年人,症状、体征缺乏特异性,临床上较少见而易被误诊。确诊后也常因无特异治疗方法,患者最终死于继发感染或心、肾衰竭。

肝脏受累者表现为淀粉样蛋白物质在肝窦周围间隙、间质或肝小叶中央及汇管区大量沉积,肝细胞受压萎缩。肝质地坚韧而有弹性,切面呈半透明蜡样光泽。临床表现为肝脏明显增大,表面光滑,压痛不明显。肝功能除碱性磷酸酶明显升高外,其余受损较轻。

超声表现:肝脏明显增大,表面光滑,肝脏回声密实,分布均匀(图 8-21)或不均匀,脾脏亦可增大。本病声像图无特异性改变,唯一确诊方法为肝穿刺活检。

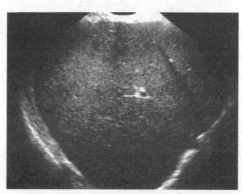

图 8-21　肝淀粉样变

二维超声显示肝明显增大,肝实质回声密集,分布均匀,后段回声无明显衰减

第三节 胆囊炎超声诊断

一、急性胆囊炎

(一)病理与临床

胆囊受细菌或病毒感染引起的胆囊肿大,胆囊壁增厚、水肿。急性胆囊炎是常见的急腹症之一,细菌感染、胆石梗阻、缺血和胰液反流是本病的主要病因。临床症状主要是右上腹部持续性疼痛,伴阵发性加剧,并有右上腹压痛和肌紧张,深压胆囊区同时让患者深吸气,可有触痛反应,即墨菲(Murphy)征阳性。右肋缘下可扪及肿大的胆囊,重症感染时可有轻度黄疸。

(二)声像图表现

胆囊体积增大,横径>4 cm,张力高,胆囊壁增厚> 3 mm,呈"双边征"(图 8-22);胆囊腔内常探及结石回声,结石可于胆囊颈部或胆囊管处;胆囊内可见胆汁淤积形成的弥漫细点状低回声。胆囊收缩功能差或丧失。发生胆囊穿孔时可显示胆囊壁的局部膨出或缺损及周围的局限性积液。

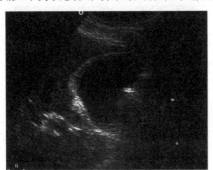

图 8-22 急性胆囊炎声像图

超声显示胆囊肿大,胆囊壁增厚

(三)鉴别诊断

对于胆囊炎,首先应寻找产生胆囊炎的原因,超声可以帮助检查是否有胆囊结石、胆囊梗阻、胆管梗阻、胆总管囊状扩张症等,以明确病因,便于诊断。胆囊增大也可见于脱水、长期禁食或低脂饮食、静脉高营养等患者,根据病史,必要时行脂餐试验可鉴别。此外,有肝硬化低蛋白血症和某些急性肝炎、肾功能不全、心功能不全等全身性疾病患者,也有胆囊壁均匀性增厚,但无胆囊增大,超声墨菲征阴性,结合病史与临床表现易与急性胆囊炎相鉴别。

二、慢性胆囊炎

(一)病理与临床

临床症状包括右上腹不适、消化不良、厌油腻,也可无自觉症状。慢性胆囊炎的临床表现多不典型,亦不明显,但大多数患者有胆绞痛史,可有腹胀、嗳气和厌食油腻等消化不良症状。有的常感右肩胛下、右季肋或右腰等处隐痛。患者右上腹肋缘下有轻压痛或压之不适感。十二指肠引流检查,胆囊胆汁内可有脓细胞。口服或静脉胆囊造影不显影或收缩功能差,或伴有结石影。

(二)声像图表现

慢性胆囊炎的早期,胆囊的大小、形态和收缩功能多无明显异常,有时可见胆囊壁稍增厚,欠光滑,超声一般不作出诊断。慢性胆囊炎后期胆囊腔可明显缩小(图 8-23),病情较重时胆囊壁毛糙增厚,不光滑;严重者胆囊萎缩,胆囊无回声囊腔完全消失。胆囊萎缩不合并结石者难以与周围肠管等结构相区别,导致胆囊定位困难;合并结石者仅见强回声伴后方声影。胆囊功能受损严重时,胆总管可轻度扩张。

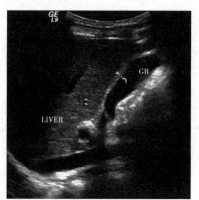

图 8-23　慢性胆囊炎声像图
胆囊体积小,壁增厚毛糙

(三)鉴别诊断

胆囊明显萎缩时需与先天性无胆囊相鉴别:慢性胆囊炎致无回声囊腔完全消失,特别是不合并胆囊结石或结石声影不明显时,易与周围肠管内气体形成的强回声混淆,以致难以辨认出胆囊的轮廓。因此,先天性无胆囊患者可能被误诊为慢性胆囊炎,此时应结合病史和临床表现,多切面探查,或动态观察等方法仔细加以鉴别,减少误诊率。

第四节　胆囊结石超声诊断

一、病理与临床

胆囊结石有胆固醇结石、胆色素结石和混合性结石,在我国胆囊结石患者中以胆固醇结石最多见。胆囊结石可合并胆囊炎,且两者互为因果,部分患者最终导致胆囊缩小,囊壁增厚,腔内可充满结石。

胆囊结石患者可有右上腹不适、厌油腻等症状。结石嵌顿于胆囊管内时,可导致右上腹绞痛、发热等症状。胆绞痛是胆囊结石的典型症状,可突然发作又突然消失,疼痛开始于右上腹部,放射至后背和右肩胛下角,每次发作可持续数分钟或数小时。部分患者疼痛发作伴高热和轻度黄疸。疼痛间歇期有厌油食、腹胀、消化不良、上腹部烧灼感、呕吐等症状。查体可见右上腹部有压痛,有时可扪到充满结石的胆囊。胆囊结石超声显示率90%以上,诊断价值较大,是首选的检查方法。

二、声像图表现

胆囊内可见一个或多个团块状强回声,后方伴有声影,可随体位变化而移位。当结石较大时,常只能显示结石表面形成的弧形强回声,内部结构难以显示。多个结石紧密堆积时,有时不能明确显示结石数量及每个结石的具体大小(图8-24)。特殊类型的胆囊结石如下。

(一)泥沙样结石

可见多个细小强回声堆积,形成沉积于胆囊后壁的带状强回声,后方伴有声影,随体位改变而移动。

(二)充满型结石

胆囊内呈弧形强回声带,后伴声影,无回声囊腔不显示,强回声带前方有时可显示胆囊壁,后方结构则完全被声影所掩盖(图8-25)。

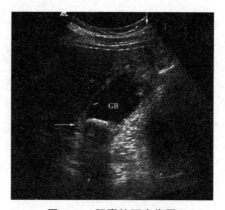

图 8-24　胆囊结石声像图

超声显示胆囊腔内见弧形强回声,后方伴声影。箭头:胆囊结石,GB:胆囊

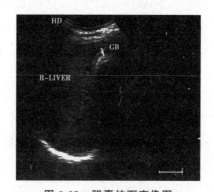

图 8-25　胆囊结石声像图

超声显示胆囊腔的无回声,可见弧形强回声,后方伴声影,箭头:胆囊结石,GB:胆囊,R-LIVER:右肝

三、鉴别诊断

典型的胆囊结石超声诊断一般不困难。对于胆囊颈部的结石,由于缺少胆汁的衬托,使其结石强回声不明显,仅表现为胆囊肿大或颈部声影,超声必须认真仔细地检查,变换体位,如坐立位、胸膝位等,才能发现结石,并进行正确诊断。

(一)泥沙样结石需与浓缩淤积的胆汁或炎性沉积物相鉴别

泥沙样结石回声强,声影明显,随体位移动速度较快。

(二)充满型结石需与肠腔内积气相鉴别

结石后方为明显声影而非气体后方的彗星尾征,且肠腔内气体形态随时间而变化。

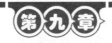

泌尿系统超声诊断

第一节　肾脏疾病超声诊断

一、正常肾脏声像图

(一)常规超声表现

肾脏冠状断面呈外凸内凹的"蚕豆"形(图9-1)。

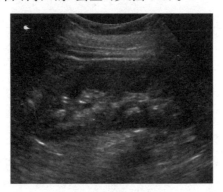

图 9-1　正常肾脏声像图

在儿童及大多数成年人,超声可以分辨出皮质和髓质。正常肾皮质由肾实质外层向内延伸到椎体之间,回声均匀,等于或低于肝脏或脾脏回声。髓质的回声低于皮质,呈顶端指向肾窦的圆锥三角形弱回声区,似果核状围绕肾窦放射状排列。扫查肾脏时由于"各向异性伪像"、脾脏或肾周脂肪的影响,上下段的实质回声可能不一致,有时被误认为回声异常。改变探头方向和位置多断面扫查容易鉴别。

肾窦为被实质包绕的椭圆形高回声结构,也称集合系统回声。宽度约占肾横断面宽度的1/2~2/3。其边界不规则,借此可以粗略判定上、中、下组肾盏的位置。肾窦内部常可见到细小的无回声结构,它可能是增宽的静脉回声,也可能为存有尿液的肾窦回声,CDFI容易将两者鉴别。当膀胱高度充盈时,肾窦轻度扩张,但是一般不超过1.5 cm。排尿后变窄。

肾皮质被光滑而连续的高回声线包绕,通常被看作肾纤维囊回声。在纤维囊回声之外,又有一层较厚的高回声带。此为肾脂肪囊回声。其厚度因人而异,肥胖者可达2~3 cm,而消瘦者可能不显示。患者呼吸时,肾脂肪囊回声带与肾脏一起运动,而与肝脏、脾脏做相对运动,称为"滑动症"。

CDFI容易显示肾内外血管,甚至肾皮质的血供也清晰可见。肾动脉可被从起始部追踪到肾门,为搏动性细管状结构,内径0.4~0.6 cm,阻力指数在0.6~0.8,随年龄增大而增高。动脉进入高回声的肾窦,叶间动脉垂直于肾皮质,而弓形动脉平行于肾皮质。超声造影可以清晰显示肾皮质微小动脉的血流灌注。纵向扫查时,常可显示位于下腔静脉后方呈环状的右肾动脉。有时可见副肾动脉。

双侧肾静脉伴行于肾动脉前外侧,呈条带状无回声区,上下径略大于前后径,CDFI显示持续性低速血流。右肾静脉较短,内径0.8~1.1 cm,容易显示其全段。于胰头钩突下方汇入下腔静脉。左肾静脉较长,而且内径较右肾静脉略粗,特别是邻近腹主动脉左侧的一段,内径可达1.0~1.2 cm,但是在肠系膜上动脉和腹主动脉间其前后径显著小于上下径,以致此处血流速度明显增快。

新生儿肾脏声像图与儿童和成人不同,皮质和髓质的差别很明显。皮质回声更高,而髓质相对较大,回声更低。由于肾窦内脂肪较少,所以肾窦回声较低,甚至与实质回声分界模糊。通常这种回声特征在4~6个月后逐渐消失。此外,部分新生儿可能有暂时性髓质回声增强,声像图酷似肾髓质海绵肾。其原因和病理意义尚不清楚,一般1~2个月消失。由于胎儿小叶的痕迹,肾表面明显不光滑,呈分叶状。这些征象随年龄增长而日趋不明显,2岁后逐渐接近成人,3~4岁消失。但是也有少数不消失者,致使肾脏表面有明显切迹,实质呈分叶状。

(二)超声造影

经前臂静脉注射造影微泡9~12秒后肾皮质快速增强,呈均匀高回声,而肾髓质无明显增强。整个肾脏表现为高回声皮质内放射状镶嵌的弱回声髓质。集合区为弱回声内穿行的段动脉回声(图9-2)。由于造影剂的高衰减特征和声束入射角度影响,可能使声束深方肾实质增强程度减弱或不均匀。其后,肾髓质自周边向中央逐渐增强(20~40秒),于40~50秒后,皮质和髓质增强相同,整个肾实质呈较均匀的高回声(40~120秒)。造影剂流出相的表现为肾髓质增强减弱,然后出现肾皮质的缓慢减弱。约3分钟,实质内造影剂接近全部消退。这一增强过程是因为肾髓质的肾小球血流灌注低于肾皮质(每100 g肾组织约190 mL/min∶400 mL/min)。因此,微泡注射后,可以获得肾脏皮、髓质分界清晰的早期皮质增强期、髓质增强期、肾脏皮和髓质都均匀增强的晚期,皮髓质消退期。

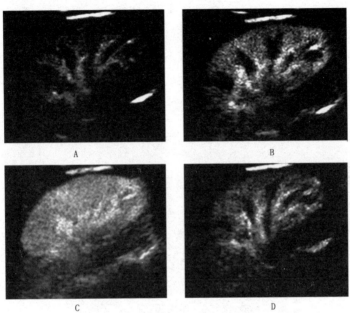

图 9-2　正常肾脏造影表现

A.早期皮质增强期;B.皮质增强期;C.髓质增强期;D.消退期

(三)肾脏的超声测量方法

(1)长径:在肾脏最大冠状断面(通过肾门的最长和最宽断面),从上极的上缘至下极的下缘。

(2)宽径:从肾门内上缘至肾轮廓的外侧缘,注意与肾长径相垂直。

(3)肾脏厚度:在经肾门部横断面,从前缘至后缘。

(4)实质厚度:冠状断面的中部,从肾窦的外缘至肾实质的外缘。

(5)肾盂前后径:在短轴断面测量肾盂的前后径。膀胱排空后<1 cm。

(6)肾窦宽径从肾窦高回声的内侧缘到外侧缘。肾门部横断面似"马蹄"形。此断面应显示肾门结构,并使显示的前后径(厚度)和宽径最小。测量肾脏厚度应从前缘至后缘。

二、肾脏正常变异的声像图

肾脏先天性变异在泌尿系统疾病中占有较大比例。部分可能酷似肿瘤,有人称其为"假肿瘤"。熟悉其声像图表现对鉴别诊断有重要帮助。

(一)肥大肾柱

突入肾窦的等回声结构,与正常肾皮质无分界,回声与实质回声一致,与肾窦分界清晰,大小一般不超过 3 cm。彩色多普勒和能量多普勒显示其血供与正常肾组织一致,无横向或方向小动脉穿入。超声造影该结构与肾皮质增强时相与强度相同。

(二)驼峰肾

单驼峰征是肾脏常见的一种变异,与肥大肾柱相反,声像图表现为左肾外侧缘实质的局限性向外隆起,回声与肾实质相同(图 9-3),血流灌注特征与毗邻的肾实质相似,与肾脏的肿块容易鉴别。

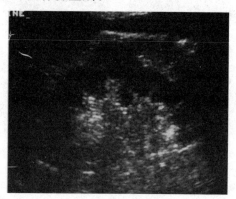

图 9-3 驼峰肾

(三)结合部实质缺损

也称永存性肾胚胎分叶、肾叶融合线。常位于肾实质的上前段,表现为线状或三角形高回声结构(图 9-4)。结合部实质缺损是由胚胎时期肾小叶连接处的肾窦延伸所致,它们同病理性损害的鉴别要点是位置特殊,并且通过一个被称为肾内隔膜的高回声线同中央部的肾窦相延续。

(四)分叶肾和肾叶畸形

胎儿期肾实质呈分叶状,在 4～5 岁前消失。若到成人仍保留肾分叶痕迹,称分叶肾。分叶肾是一种常见变异,易被误认为是慢性感染所致的肾脏瘢痕形成。二者的鉴别点在于前者肾脏表面的切迹不会像肾瘢痕那样覆盖到髓质锥体上面,而是仅仅覆盖在肾锥体之间,其下方的髓质和皮质是正常的。

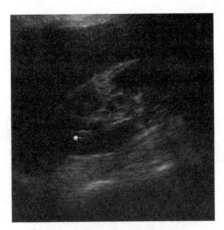

图 9-4　肾实质结合部缺损

肾叶畸形常见于肾旋转不良时肾叶的融合异常。当肾叶过分突向外周时，肾表面局部隆起，形成一个假瘤样结节（图 9-5）。声像图显示肾窦回声区内与肾实质无分界且回声一致的团块，CDFI 显示团块两侧有叶间动脉，皮髓质间有弓状动脉。

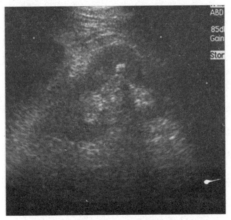

图 9-5　成人分叶肾伴肾叶畸形

左肾表面结合部实质缺损伴肾叶畸形，畸形肾叶内有结石，酷似肿瘤

分叶肾和肾叶畸形一般无临床表现，偶尔有血尿者，极易误认为肾肿瘤。超声造影可以显示与肾实质同步一致的灌注，以明确诊断。

（五）肾窦脂肪沉积

肾窦由纤维结缔组织、脂肪、淋巴管和血管组成，正常声像图显示为椭圆形高回声结构。肾窦大量脂肪沉积可使肾窦回声增强，范围增大。常见于老年人。

(六)肾外肾盂和分支肾盂

通常情况下,肾盂是位于肾窦内的三角形结构。肾外肾盂往往部分或者全部超出肾脏的边界,声像图上显示肾脏中部囊性区域(图9-6)。当患者由仰卧位转为俯卧位时,扩大的肾外肾盂往往能够缩小。

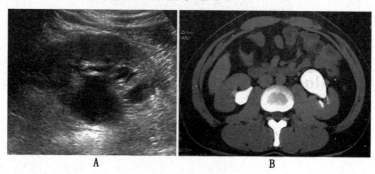

图 9-6 肾外肾盂

A.声像图显示左肾门部无回声区,肾盏扩张;B.同侧 CT 显示肾盂位于肾外,明显扩张

三、常见疾病

(一)肾弥漫性病变

1.病理与临床

肾弥漫性病变是指各种原因造成的肾脏炎性、非肿瘤性病变,主要是肾实质的损害。急性期病变包括急性肾小球肾炎、过敏性紫癜、药物或毒物引起的中毒性肾小球肾炎等,主要的病理变化为肾实质充血、肿胀、炎症细胞的浸润,肾脏常有不同程度的增大。慢性期病变包括慢性肾小球肾炎、慢性肾盂肾炎、高血压肾病、狼疮肾、糖尿病肾病等,疾病早期病理变化多样,但后期病理变化比较一致,均为肾毛细血管腔逐渐狭窄、闭塞,引起肾小球缺血、萎缩、硬化,肾小管、肾单位也随之萎缩,间质纤维化,肾实质明显变薄,肾脏小而硬。临床可表现为蛋白尿、血尿、水肿、高血压等,后期可发展为肾功能不全以致肾衰竭。

2.声像图表现

病变早期声像图无明显变化;当肾脏有充血、水肿时,双肾肿大,肾实质(锥体更明显)回声减低,低于脾脏回声,肾实质增厚;当结缔组织增生明显时,肾实质回声增强,双肾可稍大或缩小,也可在正常范围内;当病变以萎缩、纤维化为主时,双肾缩小,肾实质回声增强、变薄,皮髓质分界不清,结构紊乱(图9-7)。

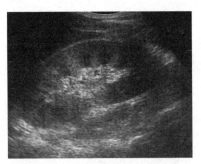

图 9-7　肾弥漫性病变声像图

图示病变肾脏,肾实质回声增强

3.鉴别诊断

本病需与先天性肾发育不良鉴别,前者多双侧发病,肾结构有改变;而后者常单侧发病,以肾缩小为主,肾结构正常。

(二)肾囊肿

1.病理与临床

肾囊肿分为皮质囊肿、肾盂旁囊肿、肾盂源性囊肿、肾髓质囊肿等。各种肾脏囊性病变的发病机制有所不同,可发生于皮质、髓质或皮髓质连接处。本病多无临床症状,囊肿较大时,侧腰部胀痛,可引起压迫症状;囊肿合并感染时,除局部胀痛外,尚有发热等感染症状;肾盂旁囊肿引起肾脏梗阻时还可引起肾积水,影响肾功能,也可继发肾性高血压,有时可引起血尿。

2.声像图表现

孤立性肾囊肿多数发生在单侧,呈圆形或椭圆形,位于肾皮质,较大者常向肾表面隆起、凸出,内部为无回声,壁薄、光滑,后方回声增强;多发性肾囊肿肾内可见多个呈圆形或椭圆形无回声,亦来自肾皮质,声像图表现与孤立性肾囊肿相同,较大者常向肾表面隆起(图 9-8)。

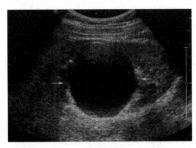

图 9-8　孤立性肾囊肿声像图

箭头所示为肾囊肿,内部为无回声,壁薄、光滑,后方回声增强

3.鉴别诊断

本病应与多囊肾鉴别。前者肾脏多为局限性增大,可单侧或双侧发生,囊肿之间能够显示正常肾实质回声;而后者肾脏为普遍性增大,累及双侧,囊肿间无正常肾实质结构回声,且常合并多囊肝。

(三)多囊肾

1.病理与临床

多囊肾是一种常见的先天性遗传性疾病,可分为成人型和婴儿型。其发展缓慢,病情较轻者无明显症状,病情较重者主要临床表现有腰腹部胀痛、恶心、呕吐、间歇性血尿和季肋部触及肿块等,晚期随肾功能减退可出现尿毒症症状。

2.声像图表现

(1)肾轮廓增大,形态失常。

(2)肾实质内显示无数大小不等的无回声,呈弥漫性分布,互不相通。

(3)未能显示正常的肾实质。

(4)肾动脉血流阻力指数明显增高(图9-9)。

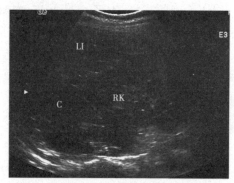

图 9-9　多囊肾声像图

肾脏增大,实质内间无数大小不等的无回声,呈弥漫性分布,互不相通(LI:肝脏;C:囊肿;RK:右肾)

3.鉴别诊断

参见"肾囊肿"。

(四)孤立肾

1.病理与临床

孤立肾为单侧肾缺如,是肾脏先天性发育异常。患者往往无明显不适。

2.声像图表现

(1)单侧肾脏明显较正常均值大,但形态和结构未见明显异常。

（2）对侧正常肾脏位置、腹部、盆腔均未能发现肾脏结构。

3.鉴别诊断

本病诊断需慎重，须排除肾异位、游走肾、肾萎缩或肾发育不全。

（五）马蹄肾

1.病理与临床

马蹄肾又称蹄铁形肾，本病有 90% 为肾脏下极相连，形状像马蹄而得名。本病由胚胎早期两侧肾胚基在两脐动脉之间融合在一起而导致，融合部分称为峡部，由肾实质或结缔组织构成。其肾盂因受肾融合的限制，不能正常旋转，输尿管越过融合部前面下行，由于引流不畅，易出现积水、感染和结石，也易并发膀胱输尿管反流。患者可无任何症状，在体检中偶然被发现。或可出现肾盂积水、尿路感染或结石，因脐周痛、胃肠不适和下腹部肿块而就诊。

2.声像图表现

超声显示肾脏增大增长，形态失常，向内下走行，双肾下极横跨腹主动脉和下腔静脉前方而连成一体。肾皮髓质分界清，结构清。CDFI:肾内血流分布未见明显异常（图 9-10）。

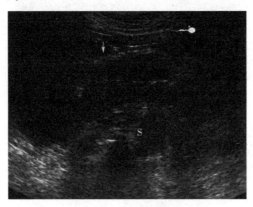

图 9-10　马蹄肾声像图

箭头所示为双肾下极融合后横跨脊柱处（S:脊柱）

3.鉴别诊断

本病属先天性异常中比较常见的一种，声像图比较典型，容易诊断。马蹄肾需与腹膜后纤维化或腹膜后肿物相鉴别。马蹄肾虽亦位于腹膜后，但仔细观察其内可见肾窦回声，不包裹血管。而后两者内部无肾窦回声，腹膜后纤维化常包裹血管而生长，不难鉴别。

(六)肾积水

1.病理与临床

肾积水发生于尿路梗阻后,多由上尿路梗阻性疾病所致,常见原因为先天性肾盂输尿管连接部狭窄、输尿管结石等;长期的下尿路梗阻性疾病也可导致肾积水,如前列腺增生、神经源性膀胱功能障碍等。主要临床表现为肾区胀痛,腹部可触及囊性肿块。不同的梗阻病因,可产生相应的临床表现与体征。

2.声像图表现

(1)肾窦回声分离,其间出现无回声,且无回声相互连通。

(2)如合并输尿管积水,则无回声与输尿管相连通。

(3)轻度肾积水,肾实质及肾外形无明显改变。中度以上肾积水,肾脏明显增大。重度肾积水,肾实质受压变薄(图9-11)。

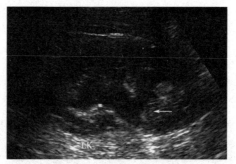

图9-11 左肾积水声像图

箭头所示为扩张的肾盂肾盏(LK:左肾)

3.鉴别诊断

(1)与正常肾盂的鉴别:大量饮水、膀胱充盈及有关药物可引起肾盂、肾盏的生理性分离,但生理性分离一般不超过 1.5 cm,且解除有关影响因素后可恢复正常。

(2)严重的肾积水需与多发性肾囊肿或多囊肾鉴别:前者无回声相互连通,而后两者无回声相互不连通。

(七)血管平滑肌脂肪瘤

1.病理与临床

肾血管平滑肌脂肪瘤多见于女性,以单侧肾发病为主,双侧肾发病多伴有结节性硬化。肿瘤无包膜,呈圆形或类圆形。多无临床症状。较大的肿瘤常有内部出血,当肿瘤出血时,患者会突发急性腹痛、腰部肿块、血尿和低热,严重时会发生休克。

2.声像图表现

(1)可分两种类型:一种为边界清晰的圆形高回声,内部回声不均,后方回声无明显衰减。另一种呈洋葱切面样图像,由高、低回声相间的杂乱回声构成,边缘不规则,呈毛刺样改变。

(2)肿瘤较小时,肾外形无明显改变。较大的肿瘤常使肾脏变形,肾窦偏移(图 9-12)。

3.鉴别诊断

本病主要应与肾癌相鉴别。血管平滑肌脂肪瘤一般较肾细胞癌回声更强,周边呈毛刺样改变,且内部回声可以不均匀,一般无出血、坏死等囊性区域,血供不丰富;而肾癌边界常清晰,内部常有出血、坏死等囊性区域,血供较为丰富。

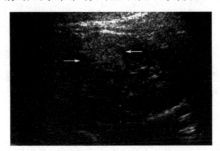

图 9-12 肾血管平滑肌脂肪瘤声像图

(八)肾细胞癌

1.病理与临床

肾细胞癌简称肾癌,好发年龄为中老年,男性多于女性,多为透明细胞癌,起源于肾小管上皮细胞,可发生于肾实质的任何部位,但以上、下极为多见,少数侵及全肾;左、右肾发病机会均等,双侧病变占1%~2%。早期肾癌可无明显临床症状和体征。血尿为肾癌的主要临床表现,多数为无痛性血尿。生长在肾周边部或向外发展的癌肿,出现血尿时间较晚,往往不易及时发现。晚期肾癌有发热、消瘦等恶病质症状。

2.声像图表现

(1)肾内出现占位性病灶,呈圆形或椭圆形,边界清晰,但晚期肾癌向周围浸润时,边界常不清晰。

(2)肿瘤内部回声多变,较小的肾癌以低回声或高回声为主,中等大小的肾癌多呈低回声,较大的肿瘤以混合性回声、等回声或低回声为主(图 9-13)。

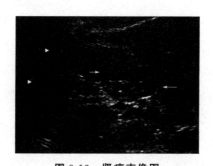

图 9-13　肾癌声像图

箭头所示为肾癌,内部回声不均,呈椭圆形,边界清晰

(3)依据生长方向和发生部位不同,肾癌可压迫肾窦或侵犯肾窦或肾包膜。

(4)肾癌晚期,可侵犯或随血行转移至肾静脉和下腔静脉,表现为静脉内径增宽,内有低回声。

3.鉴别诊断

超声作为一种常规的影像学探查手段,能较好地发现小的肾占位,再结合增强 CT 等检测手段,能够较早地发现和诊断那些无症状的小肾癌。在探查中,应注意以下情况。

(1)与肥大的肾柱鉴别:由于等回声型肾癌与正常肾实质回声相近,当肿瘤边界不清时,可被误诊为肥大的肾柱。一般来说,肥大的肾柱与肾皮质回声相同,且与肾皮质相延续,CDFI 显示内部可见正常血管穿行。

(2)与血管平滑肌脂肪瘤的鉴别:见"血管平滑肌脂肪瘤"。

(3)与单纯肾囊肿的鉴别:文献报道非典型肾囊肿(壁不规则或增厚、囊内有回声、有钙化、后方回声增强效应减弱等)中有 42% 为肿瘤,所以对于不典型肾囊性肿块,仔细观察其内部回声特点及囊壁情况有助于作出正确判断。

(九)肾盂癌

1.病理与临床

肾盂癌系发生在肾盂或肾盏上皮的一种肿瘤,约占所有肾肿瘤的 10%,主要为肾移行细胞癌,左、右肾发病率无明显差异,双侧同时发生者,占 2%～4%。本病多发生于 40 岁以后的中老年,男性多于女性,单发或多发,也可与输尿管、膀胱等多部位并发。有 70%～90% 的患者临床表现为无痛性、间歇性、肉眼全程血尿,少数患者因肿瘤阻塞肾盂输尿管交界处后可引起腰部不适、隐痛及胀痛,偶可因凝血块或肿瘤脱落物引起肾绞痛,因肿瘤长大或梗阻引起积水出现腰部包块者少见,尚有少部分患者有尿路刺激症状。晚期患者出现贫血及恶病质。

2.声像图表现

典型超声表现为肾窦内的实性低回声区,部分肾窦强回声中断或扩张,或直接看到分离的输尿管、肾盂内有不规则实性肿物存在。CDFI:血流不丰富(图 9-14)。

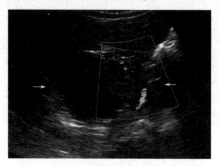

图 9-14 肾盂癌彩色多普勒声像图

箭头所示为肾盂癌,CDFI 周边和内部见血流信号。肾盂癌旁可见呈无回声的扩张肾盂

3.鉴别诊断

肾盂癌<1 cm 或呈浸润性生长的扁平状肿瘤时,超声探查难以发现,当超声探查阴性时,并不能排除肾盂癌,还应做其他进一步探查。超声诊断肾盂癌,敏感性较差,但是患者有血尿时,超声探查具有辅助诊断的作用。肾盂癌需与肾盂腔内血凝块鉴别,后者为扩张的无回声暗区内形成不规则低回声光团,与肾盂肿瘤十分相似,但在患者体位变动时可有移位,而肾盂癌不会因为患者体位变动而发生位置变化。

(十)肾结石

1.病理与临床

肾结石是泌尿外科的常见疾病,是由于患者代谢障碍、饮水过少等,尿液中的矿物质结晶沉积在肾盂、肾盏内。根据结石成分的不同,肾结石可分草酸钙结石、磷酸钙结石、尿酸(尿酸盐)结石、磷酸铵镁结石、胱氨酸结石及嘌呤结石六类。大多数结石可混合两种或两种以上的成分。腰痛和血尿是肾结石的主要症状,且常在活动后发作或加重。腰痛多为钝痛或绞痛,并沿患侧输尿管向下放射。合并感染时,血尿和脓尿可同时发生。

2.声像图表现

肾结石的典型声像图为强回声团,其后方伴声影,结石周围有尿液形成的无回声带。但其声像图表现也因结石的大小、成分、形态和部位而有一些变化。有的结石后方声影可能较弱或无明显声影,有的结石可随体位改变而移动。如结石引起梗阻,可出现肾盂或肾盏扩张(图 9-15)。

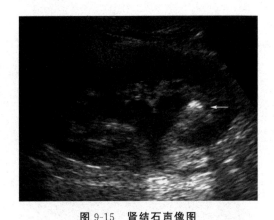

图 9-15　肾结石声像图

箭头所示为肾窦区扩张的下盏内的结石,呈团状强回声,后方有声影

3.鉴别诊断

肾结石的声像图表现较为复杂,应与肾窦灶性纤维化、肾内钙化灶鉴别。后两者病变不是位于肾盂或肾盏内,不随体位改变移动,其周围无尿液形成的无回声带。

第二节　输尿管疾病超声诊断

一、输尿管超声解剖

输尿管是一对细长肌性的管状器官,上端起于肾盂,下端止于膀胱三角区。长 20～34 cm。其管径粗细不均,为 0.5～0.7 cm。输尿管全长分为腹段(上段)、盆段(中段)和膀胱壁段(下段)。

腹段起自肾盂输尿管连接部,沿腰大肌前面下行,止于跨越髂总动脉处。盆段自总动脉前方,向下后内侧移行,并经盆底的结缔组织直达膀胱后壁。膀胱壁段斜穿膀胱壁,在膀胱后方向下内侧移行,止于膀胱三角区的输尿管嵴外侧端——输尿管口处。

每侧输尿管有 3 个狭窄处,其内径为 2 mm 左右,即第一狭窄位于肾盂和输尿管移行处;第二狭窄位于越过髂总动脉或髂外动脉处;第三狭窄为膀胱壁内侧。狭窄部是结石阻塞的常见位置(图 9-16)。

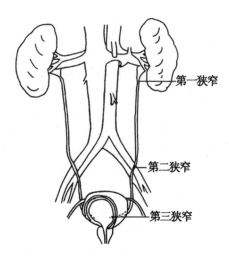

图 9-16　输尿管的 3 个狭窄处

二、输尿管超声检查技术

探头频率多用 3.5～5.0 MHz,在保证扫查足够深度的情况下,尽可能使用高频率探头,以提高分辨力。应在膀胱充盈后检查,并尽量避免肠气干扰。检查方法有以下三种途径。

(一)经腹壁检查

仰卧位或侧卧位。显示肾门后,追踪显示输尿管至盆部。亦可分别在下腔静脉或腹主动脉外侧1～2 cm处寻找扩张的腹段输尿管,向下追踪盆部输尿管。第二狭窄部在两侧髂总动脉末端及髂外动脉前方寻找。以充盈膀胱作为透声窗,能显示膀胱壁段和两侧输尿管口。检查过程中着重观察结石易存留处,即输尿管的 3 个生理狭窄部。输尿管肿瘤或转移性肿瘤压迫可发生在输尿管的任何部位,因此,重点应在扩张的输尿管中断处仔细寻找。

(二)经背部检查

俯卧位。显示扩张积水的肾盂,然后显示肾盂输尿管连接部,若该部输尿管也扩张积水,则向下作滑行扫查,追踪扫查至腹段输尿管。检查过程中,重点观察输尿管第一狭窄部有无病变。

(三)经直肠或经阴道检查

中度充盈膀胱,向前外侧倾斜扫查显示膀胱三角区,寻找输尿管开口,然后调整扫查平面,以显示输尿管盆段的下端。

膀胱高度充盈后检查,有助于提高输尿管梗阻性病变的显示率。

对输尿管膀胱壁段病变的检查,可因膀胱无回声区后方回声过强,可能掩盖病变的回声。适当抑制远场增益,探头适当加压扫查特别重要。但对体型较瘦的患者过分加压可以使扩张的输尿管压瘪,以致不能显示。

三、正常输尿管声像图

正常输尿管内径狭小,超声不易显示。对瘦体型或肾外型肾盂者,有时可显示肾盂输尿管连接部。嘱受检者膀胱充盈后检查,以膀胱作为透声窗,可显示输尿管膀胱壁段。声像图所见该两处输尿管均呈回声较强的纤细管状结构,其内径一般不超过 5 mm,管壁清晰、光滑,内为细条带形无回声区。

四、输尿管基本病变的声像图表现

几乎所有的输尿管疾病都可引起尿液引流阻碍。导致肾盂和近端输尿管扩张。扩张的输尿管呈无回声管状结构,壁薄而光滑。这一征象很容易被发现。因此,它既是输尿管病变的主要间接征象,又是寻找病变的向导。扩张的末端为病变所在部位。结石表现为管腔内的强回声团,管壁回声正常;肿瘤表现为局限性软组织团块或管壁不规则增厚;炎性狭窄表现为管壁均匀性增厚。

五、常见疾病

(一)输尿管结石

1.病理与临床

90%以上输尿管结石为肾结石降入输尿管,原发于输尿管的结石很少见,除非存在输尿管梗阻病变。临床上通常表现为腰部出现阵发性绞痛或钝痛,常伴有不同程度的血尿。由于输尿管结石大都来自肾,故痛点会随结石的移动而向下移动。

2.声像图表现

肾盂、输尿管扩张,扩张的输尿管中断处,其内可探及圆形、椭圆形或弧形强回声,后方有声影,与输尿管管壁分界清楚。当结石较小或质地较疏松时,后方可无声影(图 9-17)。

3.鉴别诊断

典型的输尿管结石超声较易诊断,不典型的输尿管结石应注意与输尿管肿瘤相鉴别。输尿管肿瘤患者常有无痛性血尿发生,肿瘤回声较结石低,有些患者以输尿管管壁不规则增厚为特点,肿瘤与输尿管管壁分界不清,肿瘤较大时,对周围组织有浸润。

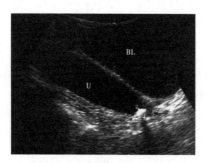

图 9-17 输尿管结石声像图

箭头所示为扩张的输尿管内的结石,呈团状强回声,后方有声影(U:输尿管;BL:膀胱)

(二)输尿管囊肿

1.病理与临床

输尿管囊肿又称输尿管膨出,是指具有膀胱黏膜的下输尿管囊性扩张,致输尿管底部膨胀引起,囊肿外覆膀胱黏膜,内衬输尿管上皮,中间为肌纤维和结缔组织。输尿管囊肿轻者常无明显症状,重者出现下尿路梗阻症状,如排尿不畅等。输尿管梗阻可引起肾功能损坏,甚至导致尿毒症的发生。合并感染时有脓尿、血尿、尿频、尿急、尿痛等症状。

2.声像图表现

在膀胱三角区可探及圆形或椭圆形无回声区,壁薄而光滑,其大小随输尿管蠕动有节律性变化,可合并同则输尿管和肾盂不同程度的扩张。囊肿内合并结石时出现相应的声像图表现(图 9-18)。

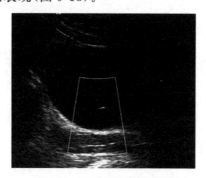

图 9-18 输尿管囊肿声像图

3.鉴别诊断

一般情况,超声依据其典型的声像图表现对本病能作出正确判断。需注意与输尿管脱垂和输尿管憩室相鉴别。

(三)输尿管肿瘤

1.病理与临床

原发性输尿管肿瘤在临床上较少见,约占尿路上皮性肿瘤的 1%,以移行细胞癌为多,好发于41~82岁的男性患者,约有 3/4 发生于输尿管下段。输尿管癌具有多中心性,即容易合并肾盂癌和膀胱癌,输尿管本身也可呈多发肿瘤状态。早期多无症状,患者常因无痛性血尿来就诊。

2.声像图表现

当病变较小、未引起尿路梗阻时,超声很难发现病变所在。当肿瘤引起输尿管梗阻时,梗阻处输尿管管壁不均匀性增厚、变形,有僵硬感。肿瘤常为低回声或稍强回声,梗阻处以上肾盂输尿管扩张(图 9-19)。CDFI有时可显示肿瘤内有血流信号。

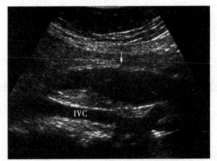

图 9-19　输尿管癌声像图
箭头所示为输尿管上段的实性占位,呈低回声(IVC:下腔静脉)

第三节　膀胱疾病超声诊断

膀胱为储存尿液的囊性器官,适于超声检查,其形态、大小及毗邻关系随尿液充盈量的多少而变化。膀胱充盈时呈类圆形或三角形,上端为顶部,呈尖角状指向前上方,膀胱顶下方膨大部分为膀胱体,体的下部为膀胱底,较宽,此处可见两侧输尿管开口,其与尿道内口连接的三角形区域构成膀胱三角区,它是膀胱肿瘤的好发部位。

一、膀胱正常解剖位置及毗邻

膀胱为贮尿器官,其大小、形状、位置及壁的厚薄随充盈程度和其相邻器官的关系而有所不同。膀胱空虚时成锥体形,膀胱充盈时呈椭圆形或近圆形。膀胱底的下方为膀胱颈部,尿道内口位于该处,它是膀胱声像图正中矢状断面的重要标志。

成人膀胱位于盆腔内耻骨联合后方。充盈的膀胱贴近腹壁,膀胱上面由腹膜覆盖,自其顶部后上方反折,在男性形成膀胱直肠陷窝,女性则形成膀胱子宫陷窝。膀胱后方两侧有输尿管。男性膀胱后下方有两侧精囊、输尿管及其壶腹部、前列腺;女性膀胱后下方与子宫颈和阴道相邻。

膀胱壁由肌层、黏膜下层和黏膜层构成,外表面为薄层疏松结缔组织。肌层有三层平滑肌组成,在尿道内口处构成膀胱括约肌。膀胱底部有一三角区,该三角区尖向下、续接尿道内口,底部两端有输尿管的开口,此处无黏膜下层,表面平滑,称为膀胱三角,为肿瘤和结核的好发部位。

二、超声检查技术

(一)仪器

膀胱检查所用探头主要有两类。

1.腹部检查探头

目前常用的是线阵、凸阵及扇扫探头,3 种探头频率可以是 3.5 MHz 和 5.0 MHz。其中线阵探头扫查面广,但要求膀胱充盈量多;扇扫探头灵活,远场宽,对膀胱颈部及侧壁检查效果好,但近场视野狭窄;而凸阵探头弥补了两者的缺点,是经腹壁扫查膀胱的最佳选择。这些探头也可用于经会阴部扫查膀胱,但以凸阵探头较好。

2.腔内检查探头

有经直肠的单平面及双平面扫查探头,还有尿道插入扫查膀胱的探头。经直肠单平面扫查探头有纵断面或横断面,其中纵断面扫查探头对膀胱颈部、三角区、后尿道及与前列腺、精囊、直肠毗邻关系显示较清楚,横断面扫查探头对膀胱侧壁显示的更好。双平面探头是纵断面和横断面扫查的组合。经尿道探头频率一般为 5.0~7.5 MHz,甚至有 20 MHz 微导管超声探头,显示膀胱壁有无病变,图像更清晰,层次分明,有利于对膀胱肿瘤进行分期,但经尿道检查有一定痛苦。

(二)检查前的准备

1.经下腹壁超声扫查

患者必须充盈膀胱,必要时插导尿管注入 300~500 mL 生理盐水充盈膀胱。经会阴部扫查时适度充盈膀胱,检查时取仰卧位,必要时取左侧卧位。

2.经直肠超声扫查

排空大便,适度充盈膀胱,检查时取膀胱截石位或左侧卧位。

3.经尿道超声扫查

与膀胱镜检查操作类似,有尿道感染者慎用,检查体位同膀胱镜检查体位。

(三)扫查方法

1.经腹壁扫查法

患者仰卧位,充盈膀胱可作纵断面、横断面或斜断面多切面扫查,必要时可左、右侧卧位扫查,注意观察膀胱壁及腔内的异常表现。

2.经会阴部扫查

多在男性使用,取截石位,探头置于阴囊根部与肛门口之间作纵、横断面扫查。由于探头距离膀胱颈部位置近,稍加压探头,对显示膀胱颈部、前列腺、精囊及后尿道膀胱层次更清楚。

3.腔内探头扫查法

经直肠探头扫查时取左侧卧位、经尿道探头扫查时取截石位,均可显示清楚膀胱壁及膀胱腔内的异常回声,有利于膀胱肿瘤的分期。

(四)膀胱超声检查中的测量方法

1.膀胱容量及残余尿量的测定

膀胱容量指膀胱充盈状态时膀胱内容积,膀胱残余尿量为排尿后仍留在膀胱内的尿液量,正常人膀胱容量为 $350\sim500$ mL,残余尿量少于 10 mL。计算膀胱容量和残余尿量的超声测定选取经腹壁测量,公式如下。

(1)$V=5PH$:V 为膀胱容量,P 为膀胱横断面的最大面积,H 为膀胱颈至膀胱顶的距离。有学者用此法测定 31 例正常人,平均误差为 18.7%。

(2)$V=10\times(d1\times d2)$:V 为膀胱容量,d1、d2 分别代表膀胱横断面的最大左右径及前后径。有学者经对 100 例正常人测定误差为 $0\sim44\%$。

(3)$V=1/2abc$:V 为膀胱容量或残余量,a、b、c 分别为膀胱的纵、横、前后三个径。有学者用此公式对 26 例患者测定值与导尿量误差仅 $5\sim10$ mL。

2.膀胱内径的测量

取膀胱最大横断面测量膀胱腔最大前后径和左右径。取膀胱最大纵断面测量膀胱腔最大上下径,测量时取膀胱内缘至内缘测值。膀胱壁厚度是从浆膜层外缘至黏膜层内缘厚度。经会阴部或直肠扫查可测定后尿道内径。

(五)三维超声在膀胱检查中的应用

三维超声是近几年超声发展的主要方向之一,在心脏的应用上具有很大的成功。在腹部三维超声领域中由于膀胱内充满液体,透声性极佳尤其适用三维超声成像,为临床医师提供了膀胱及内部肿瘤立体结构与相邻结构的立体关系,弥补了二维超声的不足。能充分显示感兴趣病变区域,它可根据临床医师的要求对图像进行多方位的切割,可由前向后、由左至右、由上至下多方位观察膀胱壁及肿瘤的整体结构,肿瘤与膀胱壁的空间位置关系及肿瘤基底面与肿瘤表面的情况,可为外科医师安排手术提供参考信息。可用于病变的体积测量,特别对形态不规则病灶,明显优于二维超声。但三维超声也存在一些不足之处,主要是二维超声成像是三维超声成像的基础,如果二维超声成像质量不好就影响三维重建的质量,病灶与周围组织反差较小时其三维重建质量较差。而且三维成像的速度较慢,对细微结构分辨力不够理想。

三、正常膀胱的超声表现

(一)正常膀胱声像图

充盈正常的膀胱,内部呈均匀的无回声区,膀胱壁为完整光滑的回声带,各处膀胱壁厚度一致,膀胱壁的任一局限性增厚都可能是异常的。膀胱横切面在耻骨联合以上显示圆形或椭圆形,在小骨盆腔内略呈四方形;纵切面略呈钝三角。实时超声观察膀胱时,三角区可观察到输尿管口喷尿现象。排尿后,正常膀胱腔内无回声应基本消失。

(二)膀胱的正常值

膀胱体积由于充盈尿量的不同而异,膀胱形态横切面观察应基本对称,膀胱壁充盈时正常厚度一般<4 mm。

四、异常膀胱病因分析

(一)大膀胱

大膀胱指膀胱容量超过正常者:①前列腺肥大;②男性尿道狭窄;③男性尿道结石;④女性尿道损伤、狭窄;⑤新生儿尿道瓣或尿道隔;⑥某些患者的膀胱膨出。

(二)小膀胱

小膀胱包括:①慢性膀胱炎反复发作可引起膀胱缩小;②膀胱结核性病变可引起单侧或整个膀胱壁厚、膀胱腔缩小;③少见的呈浸润生长的新生物、有肿瘤时膀胱壁常不对称;④恶性病变的手术或放疗引起;⑤晚期血吸虫病由于钙化、壁纤维化可致膀胱缩小。

(三)局限性膀胱壁增厚

局限性膀胱壁增厚包括:①不充分充盈所致的膀胱折叠;②肿瘤、无蒂或息肉状的肿瘤;③结核或血吸虫病结节(肉芽肿);④小儿对血吸虫病感染的急性反应;⑤外伤引起的血肿。

(四)弥漫性膀胱壁增厚

弥漫性膀胱壁增厚包括:①男性患者,前列腺梗阻;②严重的慢性感染,如膀胱炎、结核;③小儿膀胱壁极厚常因尿道瓣或尿道隔引起阻塞造成;④神经源性膀胱;⑤少见的膀胱浸润生长的肿瘤;⑥血吸虫病:由于膀胱壁的钙化、纤维化引起壁增厚且回声增强。

五、常见疾病

(一)膀胱结石

1.病理与临床

膀胱结石可分为原发性与继发性。原发性膀胱结石多由于营养不良或低蛋白饮食所致,多见于儿童。继发性膀胱结石多由上尿路小结石下降并停滞于膀胱内形成,其主要病因有尿路梗阻、感染、膀胱异物、代谢性疾病等,多见于男性。我国膀胱结石多为草酸钙、磷酸盐和尿酸盐的混合结石。主要临床表现为排尿时尿流中断、尿痛、尿急、尿频和血尿等。

2.声像图表现

在膀胱内探及团状强回声伴后方声影,多位于后壁,且团状强回声随体位改变而移动。超声对膀胱结石较易诊断,但<3 mm的小结石易被遗漏,应引起注意(图9-20)。

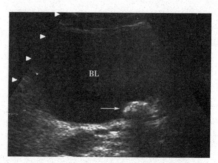

图 9-20　膀胱结石声像图

箭头所示为膀胱结石,呈团状强回声,后方有声影(BL:膀胱)

3.鉴别诊断

应与膀胱肿瘤相鉴别。当膀胱肿瘤合并钙化时,易将肿瘤误诊为结石,此时CDFI若能探及肿瘤内的血管,则有助于作出明确诊断。对于随体位改变而位置不发生变化的"结石",应高度警惕肿瘤合并结石的可能。

此外还应与输尿管口结石及输尿管囊肿内结石相鉴别,只要注意观察,此两者不难作出正确诊断。

(二)膀胱肿瘤

1.病理与临床

膀胱肿瘤是泌尿系最常见的肿瘤,分为上皮性和非上皮性两类。上皮性肿瘤占95%～98%,其中最常见的是移行上皮乳头状癌,少数为鳞癌和腺癌。其病因可能与尿液中某些代谢产物的刺激、慢性炎症等有关。好发于40～60岁男性。临床表现为间歇性或持续性无痛性全程肉眼血尿。当有血块或肿瘤堵塞尿道口时,可出现排尿不畅或发生尿潴留。多数晚期患者会出现尿频、尿急、尿痛等尿路刺激症状。当肿瘤引起尿路梗阻时,可有肾积水。

2.声像图表现

膀胱内可探及乳头状或菜花样低回声,有蒂或较宽基底与膀胱壁相连,体位改变时可见其在尿液中漂动,但不能脱离基底部而在膀胱内滚动。膀胱壁局限性增厚,依浸润程度不同,膀胱壁连续性中断于不同深度。基底较宽者有时以浸润膀胱壁为主,突入腔内部分较少,浸润肌层较早,膀胱壁回声杂乱,失去正常结构。肿瘤多发生于三角区,其次为两侧壁(图 9-21)。CDFI常可在肿瘤基底部探及肿瘤血管。

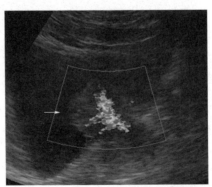

图 9-21　膀胱癌彩色多普勒声像图

箭头所示为膀胱壁上的实性占位,呈菜花样突起,基底部较宽。

CDFI:肿块内可探及较丰富的动、静脉血流信号

3.鉴别诊断

(1)当膀胱肿瘤发生钙化时应与膀胱结石相鉴别。

(2)膀胱底部癌常侵犯前列腺,反之前列腺癌亦常侵犯膀胱,肿瘤较小时依其发生部位不难鉴别,但当肿瘤较大时,鉴别较难,经直肠探查常有助于区分。

(3)此外肥大的前列腺常向膀胱内突入,易误诊为膀胱肿瘤,应注意鉴别。

(三)膀胱憩室

1.病理与临床

膀胱憩室是指膀胱壁自分离的逼尿肌之间向外呈袋状膨出而形成的囊状物,其与膀胱内腔之间有孔道相通,称为憩室口,多发生于膀胱三角区周围。膀胱憩室分为先天性和后天性,一般认为无论先天性憩室还是后天性憩室,其发生均与先天性膀胱肌层发育局限性薄弱、下尿路长期梗阻使膀胱内压力长期增高等因素有关。膀胱憩室主要症状为二次排尿和尿液混浊,合并感染时有排尿刺激症状,合并肿瘤或结石时,可有血尿。

2.声像图表现

膀胱周围探及圆形或椭圆形的无回声区,并通过缺口与膀胱相连通。该无回声区壁薄,边界清晰,排尿后可变小,多见于后壁及两侧壁。依据彩色血流信号可观察到其与膀胱之间的液体相互流通。当合并感染,无回声内可有点状强回声,憩室底部可有沉积物。此外憩室内可合并结石或肿瘤(图 9-22)。

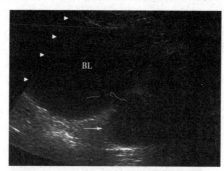

图 9-22 膀胱憩室声像图

箭头所示为膀胱憩室,呈无回声,与膀胱相通(BL:膀胱)

3.鉴别诊断

本病应与膀胱周围其他囊性病变如盆腔囊肿及输尿管囊肿相鉴别。膀胱憩室与膀胱相连通,且大小随膀胱充盈度不同而改变,依据其典型特点不难与其他病变相鉴别。

(四)膀胱凝血块

1.病理与临床

膀胱凝血块是指各种病因导致的膀胱内壁出血形成的实性团块。常见的病因有急、慢性炎症、结石、肿瘤及外伤等。临床主要表现为血尿伴膀胱刺激症状。

2.声像图表现

膀胱内探及形态各异、大小不等的低或中强回声团块,与膀胱壁分界明显。团块边界不规整,内部回声不均,且随体位改变而移动,CDFI 显示其内无血流信号。

3.鉴别诊断

膀胱内凝血块依据其典型声像图表现不难诊断,应注意与膀胱肿瘤相鉴别。

第四节　前列腺疾病超声诊断

一、前列腺增生症

前列腺的结构随着年龄不断发生变化。从 45～50 岁开始,位于腺泡内的上皮组织开始消失,整个前列腺开始退化,但位于尿道周围的腺体开始增生,增生的腺体压迫外腺。至 80 岁时这种组织学增生可高达 90% 以上。增生的前列腺由腺体、平滑肌和间质组成,但常以某种成分为主形成不同的病理类型,可以呈分叶状或结节状,也有部分前列腺以纤维组织增生为主,质地变硬,但腺体并不大。

初期临床症状表现为夜尿增多、尿频、尿急,继之出现尿程短、尿线细,排尿等待、排尿时间延长和尿潴留。尿流率测定最大尿流率小于 15 mL/s,可合并感染、结石、膀胱憩室等并发症。肛指检查前列腺体积增大、质地变硬、可触及增生结节。其重量较正常的 20 g 左右可有成倍增加,但临床症状与前列腺体积并不平行。前列腺特异性抗原(prostate specific antigen,PSA)可有轻度升高。

(一)声像图表现

(1)前列腺体积增大、形态饱满。通常以横径超过 4 cm,纵径超过 3 cm,前后径超过 2 cm 为标准。形态由板栗形逐步变圆、边界规则、包膜可增厚但光滑无中断现象,可为对称性增大或以某侧移行区增生为著。内、外腺比例异常,内腺增大,外腺受压变薄,内外腺比例＞1.5∶1.0。可用前列腺重量来确定是否存在前列腺增生。由于前列腺的比重在1.00～1.05,因此,前列腺重量基本等于其体积(cm³)。前列腺的重量计算公式:重量＝体积＝0.523 3×横径×纵径×前后径。

(2)部分患者前列腺肥大明显向膀胱内凸出,和膀胱三角区肿瘤鉴别点在于此处膀胱壁连续(图9-23)。

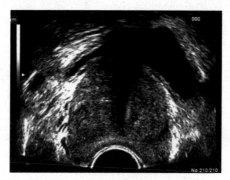

图 9-23 前列腺增生超声图像

增生的移行区前列腺组织突入膀胱内

(3)前列腺内部回声均匀、稍强,内腺回声不均,可呈结节样改变,增生结节多呈等回声或强回声。

(4)实质内,特别是内、外腺之间常出现点状或斑状强回声,可呈弧形排列,是前列腺结石的表现。

(5)增生腺体内腺管扩张,呈"蜂窝样"改变,腺体内还常见多发性小囊肿,这是腺体退行性变,腺管内液体潴留所致。

(6)尿道受增生结节压迫时,经直肠超声可显示其走行扭曲。

(7)CDFI与正常组织比较,增生结节的供血增加,内腺可以见到较丰富的血流,脉冲多普勒显示这些血流是阻力较低的动脉血流频谱,即高舒张期血流频谱。

(8)继发性改变:①膀胱壁增厚,内壁凹凸不平,可见多个小隆起,和膀胱占位的鉴别在于改变方向扫查时呈条状。②膀胱憩室,表现为膀胱壁局限性外凸的无回声区,可以是单个或多个、圆形或类圆形,并与膀胱腔相通,当排空小便时憩室腔随膀胱体积缩小也变小,憩室腔内可以出现结石或占位性病变,鉴别点在于结石可随体位改变而移动,占位性病变不会随体位改变而移动。③膀胱结石,长期尿道梗阻、尿潴留可出现膀胱结石。④膀胱内残余尿量增多或尿潴留、双侧肾盂积水等征象。

(二)诊断及鉴别诊断

根据上述超声征象诊断前列腺增生症的准确性很高,此病需要与前列腺癌、前列腺炎及膀胱肿瘤鉴别。

1.前列腺癌

前列腺增生多发生在内腺,呈圆形弥漫性、对称性增大,包膜完整。前列腺癌多发生在外腺,表现为低回声结节。当肿瘤较大时,前列腺形态异常,两侧不对称,包膜变形。少数前列腺增生结节与前列腺癌结节比较类似,需要穿刺才能明确诊断。

2.前列腺炎

根据前列腺炎的内部回声及边缘的表现,可较准确地鉴别前列腺增生症与前列腺炎。前列腺炎者前列腺体积轻度增大,实质回声降低、不均匀,而前列腺增生的内部回声以增强为主。

3.膀胱肿瘤

当前列腺内腺增生突入膀胱时,回声酷似膀胱肿瘤,易误诊为膀胱肿瘤。但前列腺增生的病史较长,以排尿困难为主,后者病程较短,以血尿为主。膀胱肿瘤表面不光滑,基底向前列腺浸润生长,彩色多普勒显示血流从膀胱基底部进入瘤体。

二、前列腺炎

前列腺炎可以发生在各个年龄段,多见于中青年男子。因前列腺导管系统开口于后尿道,而且各开口的方向不同,易被感染,故炎症多开始于腺管。病因有:由尿道炎引起的上行性感染;尿道内留置导尿管引起的医源性感染;邻近器官的炎症,如直肠、结肠、下尿路的感染通过淋巴管引起前列腺炎。此外,性行为频繁、盆腔充血等均可诱发前列腺炎。

(一)病理

临床上按其病程可分为急性和慢性。急性前列腺炎腺体充血水肿,腺管和周围间质内炎细胞浸润,严重者可形成脓肿。炎症迁延不愈则发展为慢性前列腺炎,最后导致纤维组织增生,前列腺体积缩小,部分患者纤维化累及后尿道,使膀胱颈硬化。

(二)临床表现

多数患者无明显症状,临床表现多较轻微,较重者可出现全身感染征象、发热、尿路刺激症状、会阴区胀痛、前列腺触痛明显。前列腺液化验及细菌培养有助于诊断前列腺炎。

(三)声像图表现

一般情况下,无论是急性前列腺炎或是慢性前列腺炎,声像图特征都不明显,只有部分患者出现下列声像图改变(图 9-24)。

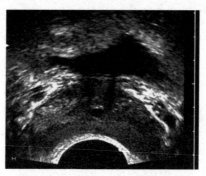

图 9-24 前列腺炎超声图像

(1)前列腺内部回声不均,急性炎症主要以低回声为主,当有脓肿时甚至出现无回声区,形态不规则,边界不清楚。慢性炎症实质内可见增强的小钙化灶,回声以偏强回声为主。病变反复发作者,内部回声甚至呈结节状。

(2)前列腺周围间隙在炎性渗出明显时可出现间隙状少量积液,累及精囊时,精囊稍增宽,边缘模糊。

(3)部分患者出现尿道周围低回声晕环。

(4)CDFI 急性前列腺炎或慢性前列腺炎急性发作时,部分患者的前列腺内会出现血流信号增加,PW 会显示高速(收缩期血流速度增高)低阻的血流频谱。局灶性前列腺炎,特别是急性炎症,可显示局部血流信号异常增多,这种血流类型与前列腺癌相似。慢性前列腺炎的血流信号可以增多或变化不明显。

三、前列腺癌

在欧美国家前列腺癌占男性恶性肿瘤发病率的首位。随着医疗保健水平逐步提高和前列腺检查手段的增多,我国前列腺癌的发病率正呈明显升高趋势。PSA 检查和经直肠前列腺超声检查的推广,使早期诊断前列腺癌成为可能,对于提高患者的生存率具有重要的临床意义。

(一)病理

前列腺癌 95％为腺癌,其余为移行细胞癌、鳞癌和肉瘤。80％发生于外腺,20％发生于内腺。病理组织学 30％为结节型,50％为结节浸润型,20％呈浸润型,肿瘤细胞不形成明显的结节,而是混杂在增生的前列腺组织内,影像学上常难以辨别,需要超声引导下穿刺活检才能确诊。多数癌肿质地坚硬,形成单个或多个小结节。前列腺癌好发转移的器官为骨,还可侵犯射精管、精囊、膀胱颈、输尿管及后尿道。

(二)临床表现

临床上将前列腺癌分为 3 种类型:①潜伏型,无明显临床表现,仅在行组织病理检查时发现,无远处转移。②隐匿型,肿瘤较小,无明显临床症状,但可能有远处转移。③临床型,临床症状和体征均较明显,可出现明显的局部浸润和盆腔淋巴转移,精囊常受侵犯,骨转移亦多见。

(三)声像图表现

由于经腹壁、经会阴前列腺检查的探头频率低,超声难以发现较早期的前列腺癌。因此,本节所涉及内容主要是经直肠超声检查前列腺癌的征象。

(1)部位大多数前列腺癌发生于外腺,发生在移行区的内腺癌仅占 20％。当外腺发现异常回声病灶应高度怀疑前列腺癌(图 9-25)。

(2)浸润型前列腺癌腺体回声弥漫性减低、不均匀(图 9-26)。结节型前列腺癌 60％为低回声,20％为等回声,另有 20％呈高回声。癌结节回声的高低可能与下列因素有关:①肿瘤的大小,通常较小病灶多呈低回声。②癌的分化程度与分期,分化程度越低且早期病变则其回声越低。③有无结晶或钙盐沉积;④是否有坏死、出血、液化和纤维化:通常组织成分越复杂回声越强。

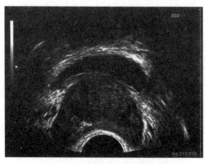

图 9-25　前列腺癌超声图像

右侧外腺见一低回声结节,穿刺活检后组织学证实为前列腺癌

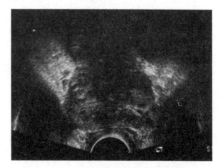

图 9-26　浸润型前列腺癌超声图像

前列腺结构紊乱,内外腺分界不清,穿刺活检后组织学证实为前列腺癌

（3）前列腺包膜不规则，连续性中断，可呈锯齿样改变。

（4）前列腺癌组织可凸向膀胱，容易与膀胱癌相混淆。

（5）由于前列腺癌浸润范围的不均匀性，前列腺可出现非对称性增大。

（6）CDFI癌结节内血流可以分为弥漫型、局限和周围型。癌结节的血流信号多较丰富。病灶内血流信号不是前列腺癌所特有，其他良性病变也可出现。

（7）精囊、膀胱颈部、直肠等邻近组织受累，盆腔淋巴结肿大。

（8）肿块造成尿路梗阻后可以出现肾盂积水、膀胱小梁或憩室形成、尿潴留等。

（四）其他检查

1.实验室检查

PSA是前列腺上皮细胞产生的糖蛋白，是目前检测前列腺癌最敏感的实验室检查指标，总PSA正常值＜4 ng/mL。引起PSA增高常见的病理原因：①前列腺癌。②良性前列腺增生。③炎症。④梗死等。另外某些因素会引起前列腺PSA非病理升高，如直肠指诊、前列腺按摩等。若患者PSA＞20 ng/mL被认为是前列腺癌的高危人群。前列腺癌患者血清酸性磷酸酶通常升高。

2.直肠指诊

若病灶较表浅可通过直肠指诊触及，触诊时应注意病灶的大小、质地、位置（左、右）等。

3.其他影像学

经直肠超声对前列腺癌的早期发现和诊断起到了积极作用，能发现60％～80％的前列腺癌。但超声对盆腔淋巴结的显示能力不足，前列腺癌的术前临床分期多须依靠CT、MRI检查。

4.经直肠超声前列腺穿刺活检

早期确诊前列腺癌要通过经直肠超声引导下穿刺活检。活检前患者需行清洁灌肠和口服预防性抗生素。器材为自动活检枪和18G的穿刺针。通常采用6区系统穿刺活检。对短期内血清PSA水平明显升高的患者穿刺活检为阴性者并不能除外前列腺癌，可动态观察，必要时行重复穿刺活检。有学者主张增加活检针数、行多达13点的穿刺活检，增加针数虽能提高诊断的阳性率，但并发症的发生率较高。报道的穿刺后并发症包括血尿、血便、血精和精囊炎。该技术具有以下优点：能够快速完成取材，取材部位高度可靠，可为病理诊断提供足够量的组织标本，可在门诊进行、无须住院，安全，术后并发症少。

(五)鉴别诊断

1.前列腺增生

前列腺增生多发生在移行区,前列腺癌多发生在外腺,但是外腺也可出现良性增生结节。发生于移行区的癌结节通常伴有增生结节,常规超声难以区分移行区癌和移行区增生。因此,鉴别诊断需要前列腺穿刺活检。

2.膀胱肿瘤

膀胱底部癌可侵入前列腺使之增大变形,前列腺癌也可侵犯膀胱,向膀胱突入生长。当前列腺癌较小时可以发现癌肿多数自腺体外后侧向前延伸,而膀胱癌则自膀胱向腺体内侵犯。但当肿瘤较大时通过常规超声鉴别二者很困难,需要借助于膀胱镜检查及前列腺穿刺活检后的组织学检查帮助明确诊断。

四、前列腺脓肿

前列腺脓肿患者常有全身症状,直肠指诊发现前列腺肿块有剧烈压痛,可有波动感。超声检查前列腺内有低回声区,边界不清晰,形态欠规则。

五、前列腺囊肿

前列腺囊肿临床较为常见,可分为先天性和后天性两种。前者包括苗勒管囊肿和前列腺小囊肿,是副中肾管未完全蜕化的残迹;后者包括射精管囊肿和前列腺潴留囊肿(图 9-27、图 9-28)。射精管囊肿多因结石阻塞,精液潴留所致,前列腺潴留囊肿好发于前列腺增生时,是一种退行性改变。小的囊肿不出现症状,无临床意义。大的前列腺囊肿可压迫尿道及射精管,出现梗阻症状。

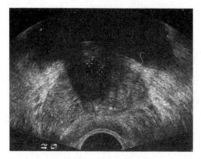

图 9-27 前列腺囊肿

大小约 0.8 cm×0.7 cm

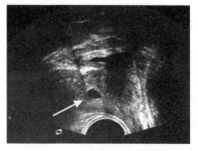

图 9-28 前列腺苗勒管囊肿

箭头所示处为内外腺之间苗勒管囊肿

苗勒管囊肿和前列腺小囊肿位于腺体中央、尿道后方,呈梭形无回声区,内部透声好,尖端指向尿道,探头加压后囊肿的形态无改变。射精管囊肿位置多偏向一侧,该侧的射精管内常可见小结石,探头加压后囊液可部分退入精囊内。前列腺潴留囊肿一般较小,经腹壁超声受分辨力所限,常难以显示。较大的前列腺潴留囊肿可压迫尿道或向膀胱内凸出。

六、前列腺结石

前列腺结石通常为前列腺炎、前列腺增生的继发改变。前列腺结石的声像图可分为以下 4 种类型:①散在小结石型,结石大小 1~2 mm,无明显声影,经腹超声检查难以探及。②弧形结石型,结石出现在内外腺交界处。③成堆小结石型,④单个大结石型。

前列腺结石一般无症状,发生在射精管内的结石能够阻塞射精管,使其囊状扩张。结石的类型可对疾病起提示作用,弧形结石者可提示前列腺增生(图 9-29),散在小结石常为慢性前列腺炎改变。

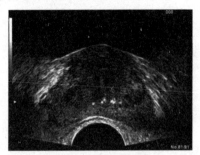

图 9-29 前列腺结石

强回声为内外腺之间结石

七、前列腺结核

前列腺结核常与泌尿生殖系结核或其他脏器结核同时存在。早期症状不明显,晚期由于前列腺组织破坏而出现血精、血尿、射精疼痛、精量减少、排尿困难等,超声可显示病变呈单发、多发或呈弥漫性改变,形态不规则,以低回声为主,不均匀,甚至出现液性回声,边界多不清楚,这些征象缺乏特异性,可误诊为前列腺炎或前列腺脓肿。因此,需要多种检查和综合分析方可明确诊断。

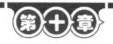

骨关节疾病X线诊断

第一节 骨关节病变X线诊断

一、骨骼病变

(一)骨质疏松

骨质疏松是指单位体积内骨量的减少,即有机质和无机质都减少,但骨内两者比例仍正常。

骨质疏松的X线表现主要是骨密度减低。

(二)骨质软化

骨质软化是指单位体积内骨组织有机成分正常而钙化不足。

X线表现骨密度减低,骨小梁模糊、变细,骨皮质变薄。可见假骨折线。

(三)骨质破坏

骨质破坏是指原有骨结构被病理组织所取代而造成的骨组织的缺失。

X线表现溶骨性破坏骨质内见透亮区;炎症骨破坏区边缘常有硬化环围绕;膨胀性骨破坏。

(四)骨质增生硬化

骨质增生硬化是指单位体积内骨量的增多。骨皮质增厚、骨小梁增多、增粗,是成骨活动增加或破骨活动减少或两者同时存在所致。

X线表现为骨质密度增高,伴有或不伴有骨骼的变形。在关节面、脊椎的边缘见骨性赘生物(骨刺、骨桥、骨唇)等。

(五)骨膜增生

骨膜增生又称骨膜反应,是因骨膜受到刺激,骨膜内层的成骨细胞活动增加所产生的骨膜新生骨。

X线表现为一段长短不等,与骨皮质平行的致密线,它同骨皮质间有1~2 mm宽的透亮间隙。常见的有层状或葱皮状、花边状、针状或放射状。

(六)骨质坏死

骨质坏死是骨组织局部代谢停止,坏死的骨质称为死骨。

X线表现为骨质局限性密度增高。

二、关节基本病变的X线表现

(一)关节破坏

关节破坏表现为关节间隙变窄;骨破坏和缺损。严重时可致关节脱位、半脱位和畸形。

(二)关节退行性变

基本病理变化为软骨变性、坏死和溶解,逐渐为纤维组织或纤维软骨所代替。骨性关节面骨质增生硬化,关节面凹凸不平,关节边缘骨赘形成。

(三)关节强直

关节强直表现关节间隙显著狭窄或消失,骨小梁通过关节间隙连接两侧骨端。

第二节　慢性骨关节病X线诊断

一、类风湿性关节炎

(一)病理

滑膜充血、水肿和炎细胞浸润;关节内渗出液增多;滑膜逐渐增厚,表面形成血管翳。关节软骨及软骨下骨质被破坏,形成纤维性强直,或骨性强直。

(二)X线表现

(1)关节周围软组织肿胀。

(2)关节邻近骨质疏松。

(3)关节边缘侵蚀及软骨下囊性变。

(4)关节间隙变窄。

(5)关节畸形和强直。

二、强直性脊柱炎

(一)病理

滑膜炎症和血管翳可造成关节软骨和软骨下骨质破坏,脊柱韧带、关节突、关节囊及椎间盘发生广泛钙化、骨化,呈"竹节"状脊柱。

(二)X线表现

1.骶髂关节的改变

病变首先侵犯骶髂关节,双侧对称性受累为其特征,是诊断的主要依据。开始骶髂关节面模糊,继而出现虫蚀样破坏,骨质增生硬化,关节间隙变窄,最后骨性融合。

2.脊柱的改变

病变常由脊椎下部开始,向上逐渐累及全部脊柱。早期骨质疏松。脊椎小关节面模糊,关节间隙消失。椎体前缘的凹面变直呈"方形椎"。由于椎间盘纤维环连同椎旁韧带的广泛钙化、骨化,使脊柱成为竹节状。

3.周围关节的改变

周围关节的改变表现为关节间隙变窄、关节面侵蚀、关节面下囊性变、骨赘增生及骨性强直。

三、退行性骨关节病

X线表现如下。

(1)关节间隙狭窄。

(2)关节软骨下硬化及假囊肿:关节软骨下广泛密度增高。囊变表现为圆形、类圆形透亮区,边缘清楚,常有硬化边。

(3)关节腔内游离体。

(4)脊柱退行性变:脊柱生理曲度变直、侧弯。椎间隙变窄,椎体终板骨质增生硬化,边缘骨赘增生、重者可连成骨桥。颈椎椎体后缘、椎小关节及钩椎(Luschka关节)增生变锐压迫和刺激颈丛神经根、脊髓、颈动脉及交感神经等组织而产生一系列临床症状,称颈椎病。

第三节　骨关节肿瘤 X 线诊断

骨与关节肿瘤分类方法较多,可以分为原发性肿瘤与继发性肿瘤、良性肿瘤与恶性肿瘤。

一、X 线表现

(一)发病部位

不同的肿瘤有其一定的好发部位。

(二)病变数目

原发性骨肿瘤多为单发,而骨髓瘤和转移性骨肿瘤常为多发。

(三)骨质变化

骨质破坏;肿瘤骨形成。

(四)骨膜增生

骨膜增生呈平行状、花边状、葱皮状、放射状及三角状等。肿瘤向骨外发展时,肿瘤突破处,骨膜遭破坏,其残端呈三角形,称骨膜三角。

(五)周围软组织变化

软组织密度增高,内可有瘤骨及瘤软骨,亦可有不规则钙化或不连续的壳状钙化。

二、良、恶性骨肿瘤的鉴别

(一)生长情况

1.良性

生长缓慢,不侵及邻近组织,但可引起邻近组织压迫移位;无转移。

2.恶性

生长迅速,易侵及邻近组织、器官;可有转移。

(二)局部骨质变化

1.良性

局部骨质变化呈膨胀性骨质破坏,与正常骨界限清晰,边缘锐利,骨皮质变薄、膨胀,保持其连续性。

2.恶性

局部骨质变化呈浸润性骨破坏,病变区与正常骨界限模糊,边缘不整。

(三)骨膜增生

1.良性

一般无骨膜增生,病理骨折后可有少量骨膜增生,并不被破坏。

2.恶性

可出现不同形式的骨膜增生,并可被肿瘤侵犯破坏。

(四)周围软组织变化

1.良性

多无肿胀或肿块影,如有肿块,其边缘清楚。

2.恶性

常有软组织肿块,与周围组织分界不清,其内可见钙化或瘤骨。

参考文献

[1] 王翔,张树桐.临床影像学诊断指南[M].郑州:河南科学技术出版社,2020.

[2] 刘俊峰,杨贺,刘伟亮.超声波影像学[M].长春:吉林科学技术出版社,2019.

[3] 于广会,肖成明.医学影像诊断学[M].北京:中国医药科技出版社,2020.

[4] 周兆欣.实用影像学鉴别与诊断[M].开封:河南大学出版社,2019.

[5] 鲁统德,张利华,周晨曦,等.医学影像学临床应用[M].北京:科学技术文献出版社,2018.

[6] 于晶,韩绍磊.人体断层与影像解剖学[M].北京:中国医药科技出版社,2020.

[7] 张志强.当代影像诊断学[M].长春:吉林科学技术出版社,2019.

[8] 孙医学,张顺花.医学超声影像学实验指导[M].合肥:中国科学技术大学出版社,2019.

[9] 陆勇,严福华.肌肉骨骼影像学[M].上海:上海科学技术出版社,2018.

[10] 王延梅.影像学诊断与临床[M].长春:吉林科学技术出版社,2018.

[11] 杨敏.超声影像学临床应用[M].长春:吉林科学技术出版社,2019.

[12] 王彩环.新编医学影像学[M].天津:天津科学技术出版社,2018.

[13] 马彦高.影像学基础与诊断应用[M].北京:科学技术文献出版社,2018.

[14] 甘甜.影像学基础与临床诊断要点[M].北京:科学技术文献出版社,2018.

[15] 江洁,董道波,曾庆娟.实用临床影像诊断学[M].汕头:汕头大学出版社,2019.

[16] 仲捷.实用常见临床疾病影像学研究[M].北京:科学技术文献出版社,2018.

[17] 涂朝霞.现代医学影像学[M].天津:天津科学技术出版社,2019.

[18] 梁靖.新编临床疾病影像诊断学[M].汕头:汕头大学出版社,2019.

［19］王之民.实用影像检查技术与诊断学［M］.西安:西安交通大学出版社,2018.

［20］吕德勇.实用医学影像学［M］.汕头:汕头大学出版社,2019.

［21］卞磊.临床医学影像学［M］.北京:中国大百科全书出版社,2020.

［22］杨宁.实用影像学与核医学［M］.天津:天津科学技术出版社,2019.

［23］徐克,龚启勇,韩萍.医学影像学［M］.北京:人民卫生出版社,2018.

［24］曹厚.现代医学影像技术学［M］.上海:上海科学技术出版社,2018.

［25］褚华鲁.现代常见疾病影像诊断技术［M］.西安:陕西科学技术出版社,2020.

［26］崔凤荣.临床超声影像诊断学［M］.长春:吉林科学技术出版社,2018.

［27］唐忠仁.临床影像学诊断与技术［M］.北京:科学技术文献出版社,2019.

［28］李艳,陈靖,翟方兵,等.临床影像学诊断技术［M］.西安:西安交通大学出版社,2018.

［29］王姝,张宗仁,王金珠.实用影像诊断学［M］.天津:天津科学技术出版社,2018.

［30］温齐平,吕廷勇,丁正强.医学影像临床应用学［M］.天津:天津科学技术出版社,2018.

［31］缪文捷.医学影像学基础与诊断实践［M］.长春:吉林科学技术出版社,2019.

［32］严福华.重视钆对比剂的安全性应用,不断提高影像诊断水平［J］.中华放射学杂志,2019,53(7):537-538.

［33］相世峰,张洪峰,杨素君.MRI诊断酷似缺血性心脏病的扩张性心肌病1例［J］.医学影像学杂志,2022,32(6):956,961.

［34］李娟,唐红,卢强.超声造影诊断胆囊炎伴穿孔1例［J］.临床超声医学杂志,2021,23(3):174,182.

［35］陈俊光,邓晓妃,林树俊,等.急性化脓性胆囊炎患者超声影像学特点及其诊断价值［J］.实用肝脏病杂志,2022,25(1):116-119.